AF887842

Es fácil perderse en el mundo del cáncer

Use las NCCN Guidelines for Patients® como guía

- ✓ Guías detalladas sobre las opciones de tratamiento contra el cáncer que probablemente brinden los mejores resultados
- ✓ Sobre la base de las pautas de tratamiento utilizadas por los profesionales sanitarios de todo el mundo
- ✓ Un diseño que le permitirá analizar el tratamiento contra el cáncer con sus médicos

National Comprehensive Cancer Network®

National Comprehensive Cancer Network® (NCCN®) desarrolló estas NCCN Guidelines for Patients®

NCCN

- Una alianza de los principales centros oncológicos de Estados Unidos que se dedican a la atención de los pacientes, la investigación y la educación

Centros oncológicos que forman parte de la NCCN:
NCCN.org/cancercenters

NCCN Clinical Practice Guidelines in Oncology (NCCN Guidelines®)

- Desarrolladas por médicos de centros oncológicos de la NCCN que emplean la información más actualizada sobre la investigación y cuentan con años de experiencia
- Destinadas a proveedores de tratamiento contra el cáncer de todo el mundo
- Recomendaciones de especialistas en exámenes de detección, diagnóstico y tratamiento del cáncer

Disponible gratis en línea en
NCCN.org/guidelines

NCCN Guidelines for Patients

- Presentar información de las NCCN Guidelines en un formato fácil de comprender
- Para pacientes con cáncer y para las personas que les brindan apoyo
- Explicar las opciones de tratamiento contra el cáncer que probablemente brinden los mejores resultados

Disponible gratis en línea en
NCCN.org/patientguidelines

Estas NCCN Guidelines for Patients se basan en las NCCN Guidelines® para el cribado del cáncer colorrectal, versión 2.2021, 13 de abril de 2021.

El objetivo de la **NCCN Foundation** es brindar apoyo a millones de pacientes y a familias afectadas por un diagnóstico de cáncer mediante la financiación y la distribución de las NCCN Guidelines for Patients. La NCCN Foundation también está comprometida con hacer avanzar el tratamiento del cáncer financiando las actividades de especialistas prometedores del país en las áreas de innovación en la investigación sobre el cáncer. Para obtener más información y acceder a la biblioteca completa de recursos para pacientes y cuidadores, visite NCCN.org/patients.

National Comprehensive Cancer Network (NCCN)/NCCN Foundation
3025 Chemical Road, Suite 100
Plymouth Meeting, PA 19462
+1 215.690.0300

NATIONAL COMPREHENSIVE CANCER NETWORK®
NCCN FOUNDATION
Guiding Treatment. Changing Lives.

Las NCCN Guidelines for Patients están financiadas por la NCCN Foundation®

Para hacer un regalo u obtener más información, visite NCCNFoundation.org/donate o envíe un correo electrónico a PatientGuidelines@NCCN.org.

FIGHT COLORECTAL CANCER

También nos apoya Fight Colorectal Cancer

Luchamos para curar el cáncer colorrectal y ser los defensores implacables de la esperanza para todos los afectados por esta enfermedad mediante un apoyo informado para los pacientes, un cambio de políticas de gran impacto y esfuerzos para una investigación innovadora. Como una organización que se dedica a ayudar a la comunidad a encontrar recursos de confianza para tomar decisiones informadas sobre su salud, nos enorgullece apoyar este recurso integral. Fightcolorectalcancer.org

Con el generoso apoyo de:

Kristina Gregory
Lois y Donald Howland
John Kisiel
Wui-Jin Koh
Elizabeth y Brian Rizor
Marianne y Gary Weyhmuller

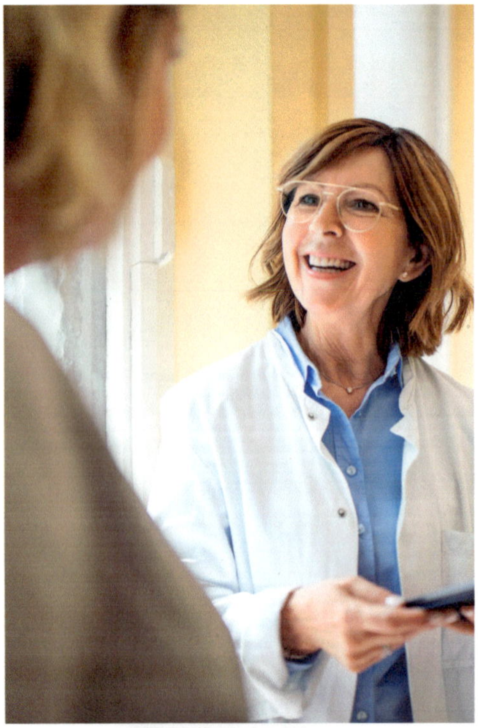
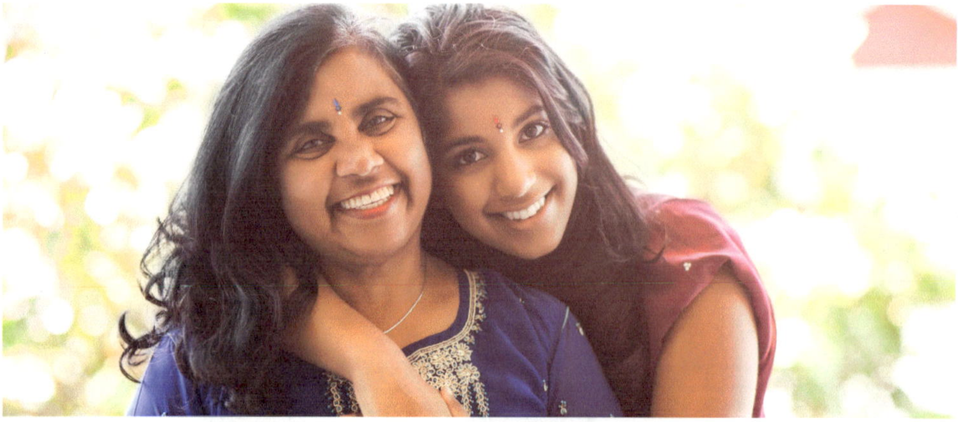
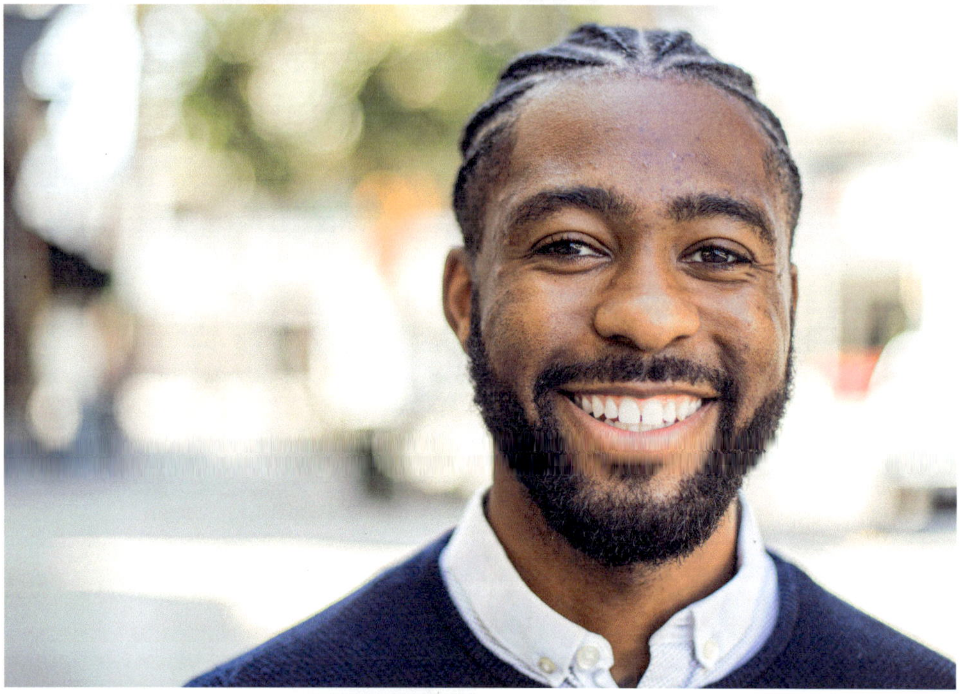
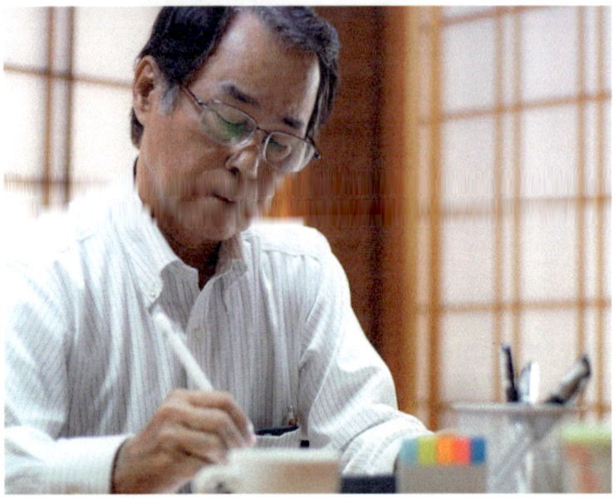
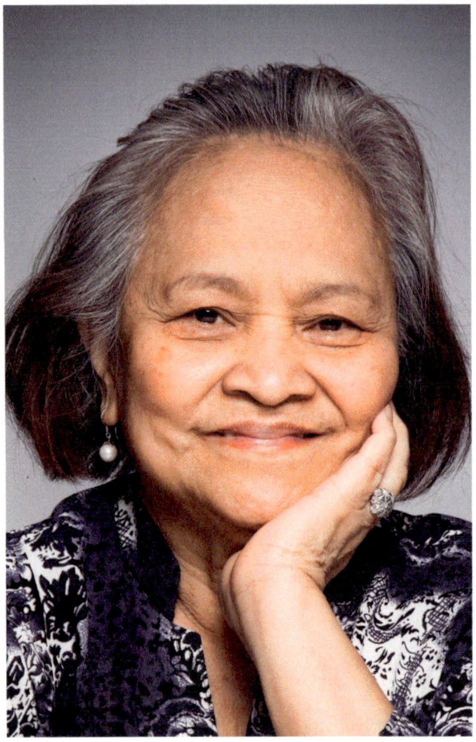
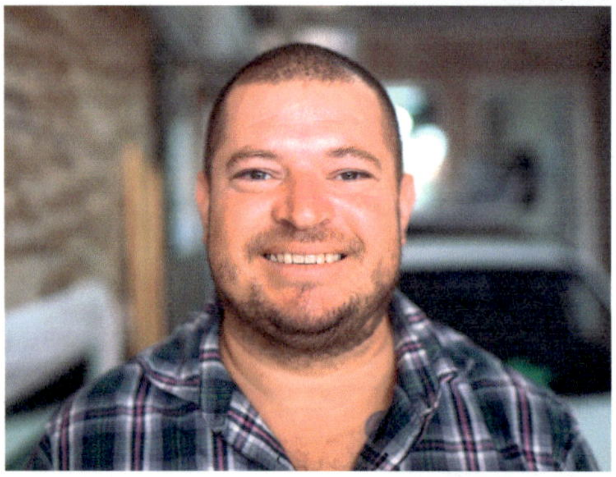
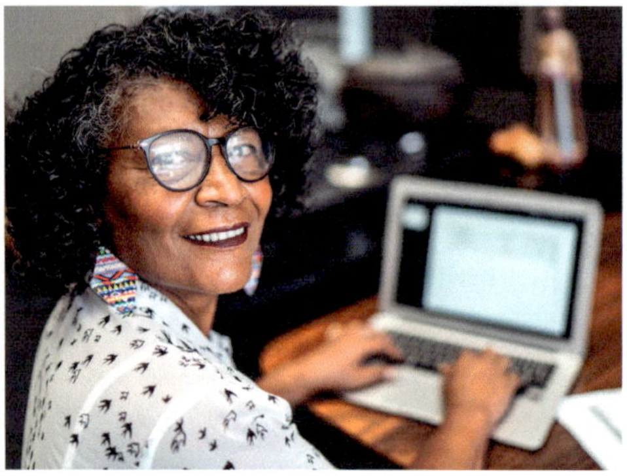
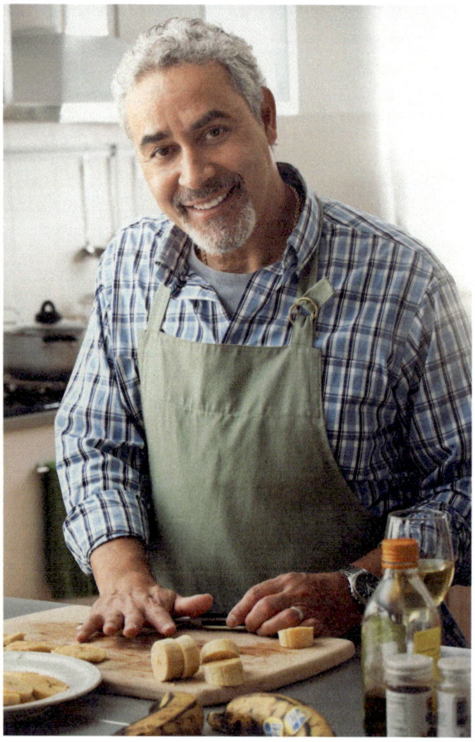

Contenido

1
El cribado del cáncer salva vidas

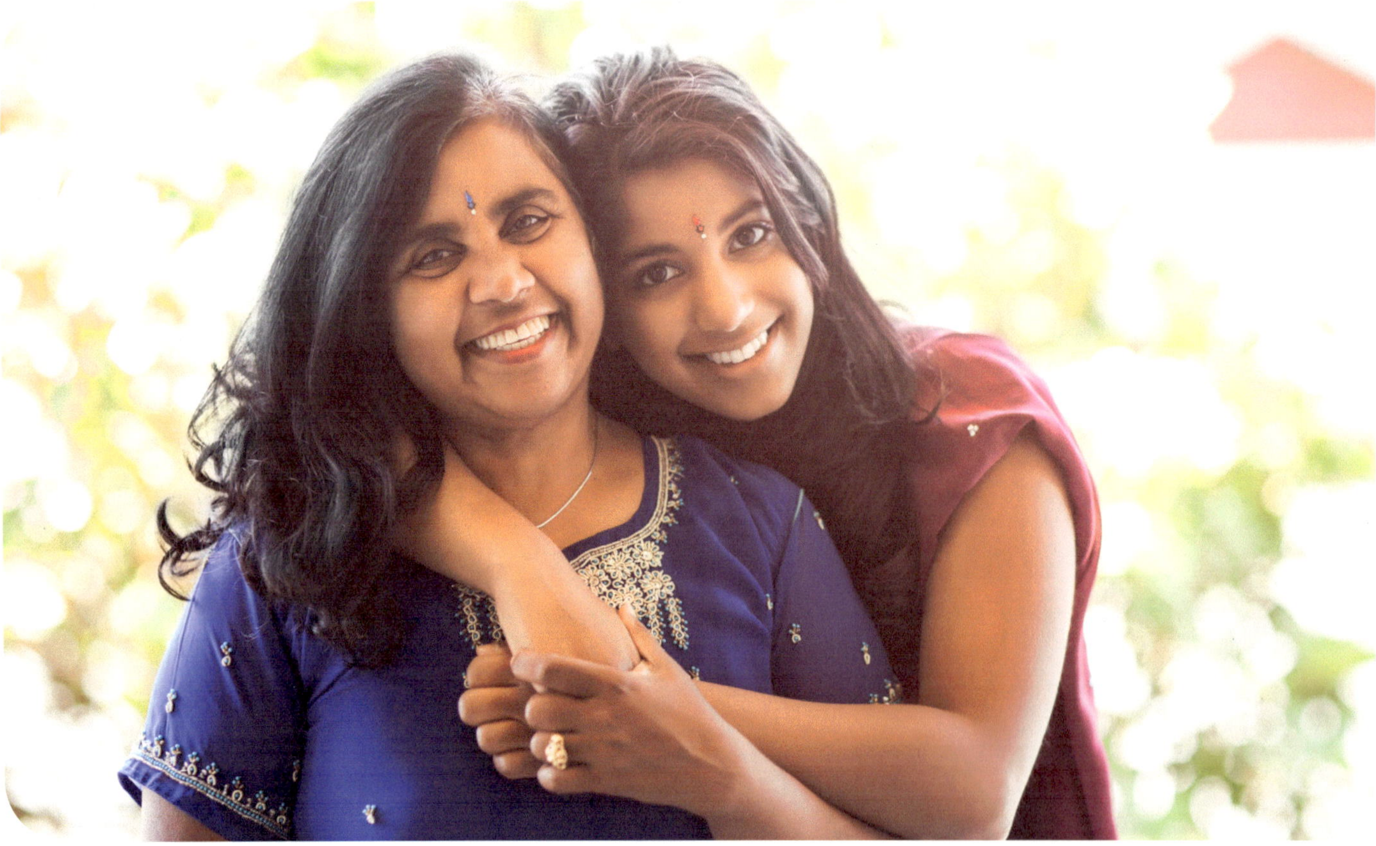

El cáncer colorrectal es el tercer cáncer más frecuente del mundo. El cribado puede evitar el cáncer colorrectal y descubrirlo en las etapas iniciales, cuando hay más probabilidades de curarlo.

¿Qué es el cáncer colorrectal?

El cuerpo humano está hecho de más de 30 billones de células. El cáncer es una enfermedad donde las células anómalas crecen y se salen de control. El cáncer colorrectal es el cáncer del colon o del recto.

El colon y el recto son órganos del sistema digestivo

El sistema digestivo descompone los alimentos para que el organismo los utilice. En el estómago, los alimentos se descomponen en partículas pequeñas. En el intestino delgado, casi todos los nutrientes de los alimentos se absorben en el torrente sanguíneo.

El sistema digestivo también elimina los alimentos sin digerir del organismo. En el intestino grueso, el agua y las sales se eliminan de los alimentos sin digerir a medida que atraviesan el colon. Los desechos de los alimentos sólidos se llaman heces o excremento. El recto contiene las heces hasta que salen del cuerpo por una abertura, el ano.

Algunos pólipos se convierten en cáncer colorrectal

La pared colorrectal se compone de capas de tejidos. La capa más interna que entra en contacto con los alimentos es la mucosa. Las zonas de crecimiento celular anormal, llamadas pólipos, ocurren con frecuencia en la mucosa.

Colon y recto

El colon y el recto son parte del intestino grueso. El colon es la parte más larga: aproximadamente 5 pies (1½ metros) de largo. Tiene cuatro secciones: colon ascendente, transverso, descendente y sigmoideo. El recto está cerca del final del intestino grueso. Mide aproximadamente 5 pulgadas (12 centímetros) de largo.

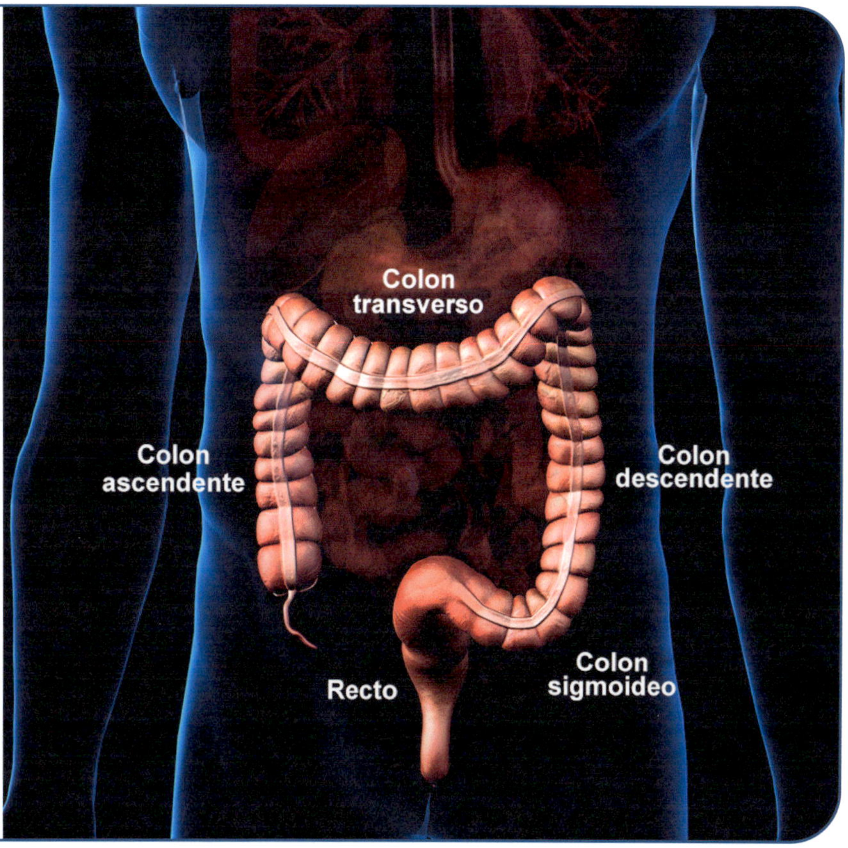

Aunque la mayor parte de los pólipos no se convierten en cáncer, casi todos los cánceres colorrectales comienzan como pólipos. Hay distintos tipos de pólipos y algunos suelen convertirse en cáncer con más frecuencia que otros. Un pólipo tarda muchos años en convertirse en cáncer.

Las células cancerosas tienen un crecimiento descontrolado

Cuando las células se vuelven cancerosas, no se comportan como células normales. Rompen las reglas del crecimiento celular normal.

- A diferencia de las células normales, las células cancerosas no mueren cuando deben. También crean muchas células cancerosas nuevas que, con el tiempo, reemplazan a las células normales.
- Las células cancerosas no se quedan en un solo lugar. Pueden extenderse desde la pared colorrectal hacia los órganos y los tejidos cercanos.
- Las células cancerosas pueden diseminarse a otras partes del organismo. Los vasos linfáticos y sanguíneos están dentro de la pared colorrectal. Cuando las células cancerosas alcanzan estos vasos, pueden diseminarse.

El sistema de estadificación es una forma estándar de clasificar los cánceres según su crecimiento y diseminación. Los estadios del cáncer colorrectal varían del estadio 0 al estadio 4. Cuanto más graves sean el crecimiento y la diseminación del cáncer, mayor será el estadio.

A medida que el cáncer crece, puede causar síntomas. Cuando hay síntomas, el cáncer suele estar avanzado y ser más difícil de curar. Si el tratamiento no funciona, las células cancerosas seguirán creciendo y detendrán el funcionamiento de los órganos.

Pólipos del colon y del recto

Los pólipos son lesiones que crecen en la pared colorrectal. Pueden ser de muchas formas. Los pólipos elevados que parecen setas se llaman pólipos pediculados (izquierda). Los pólipos sésiles tienen la parte superior redondeada y una base ancha (derecha).

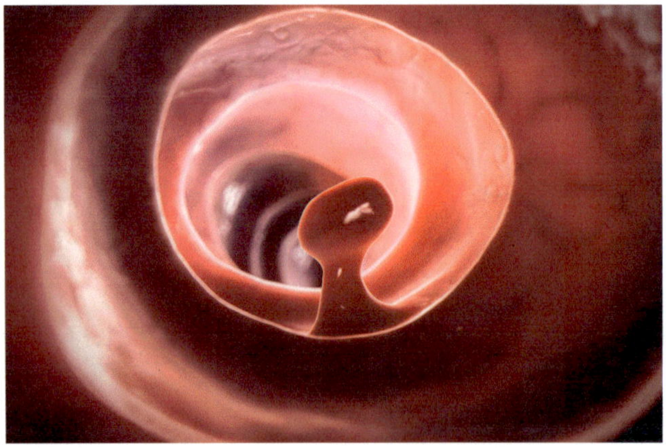

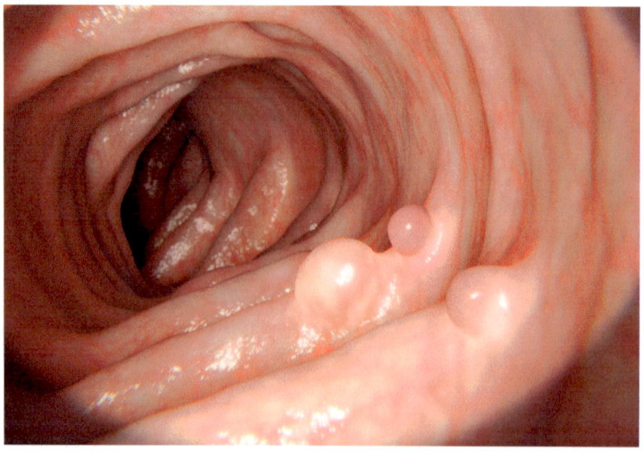

¿Por qué hacerse un cribado?

El cribado del cáncer colorrectal detecta los pólipos y los cánceres antes de que comiencen los síntomas. Salva vidas de dos maneras:

- **El cribado previene el cáncer colorrectal**. Se previene el cáncer cuando los pólipos se extraen antes de que se conviertan en cáncer.
- **El cribado detecta el cáncer en las etapas iniciales, antes de que comiencen los síntomas**. Cuando el cáncer se detecta en las etapas iniciales, es más fácil tratarlo o curarlo.

El cribado comienza cuando una persona está en riesgo de cáncer colorrectal. Hay varios métodos de cribado:

- La **endoscopia** implica un dispositivo de mano que permite a los médicos, como los gastroenterólogos, mirar dentro del colon y del recto para buscar crecimientos anormales.
- El **diagnóstico por imágenes** captura imágenes del interior del colon y del recto. Un radiólogo revisará las imágenes para detectar crecimientos anormales.
- Las **pruebas de laboratorio** hallan marcadores de cáncer, como la sangre, en las heces.

El único método de cribado que puede extraer los pólipos es la endoscopia. Los procedimientos endoscópicos para el cribado del cáncer colorrectal son la colonoscopia y la sigmoidoscopia flexible.

Los pólipos extraídos se enviarán a un experto denominado patólogo. Este médico buscará células cancerosas en el pólipo con un microscopio. Si se encuentran células cancerosas, se hace un diagnóstico de cáncer.

Cribado vs. diagnóstico

Se realiza un cribado del cáncer si no hay signos ni síntomas de cáncer colorrectal. Una vez que hay signos o síntomas, el objetivo de las pruebas es hallar el problema y hacer un diagnóstico. Pregúntele a su profesional sanitario acerca de hacerse el cribado del cáncer colorrectal de inmediato si tiene estos signos o síntomas:

Anemia por deficiencia de hierro

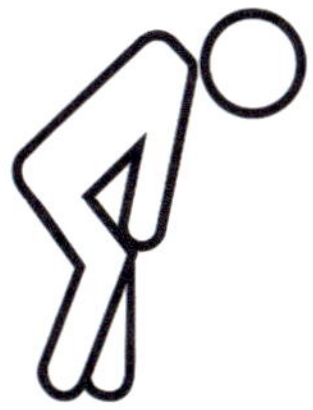

Excremento con sangre

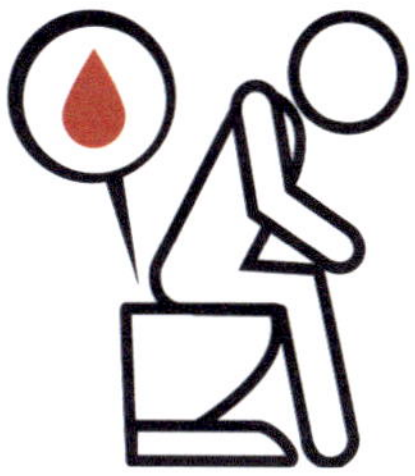

Cambio en los hábitos intestinales

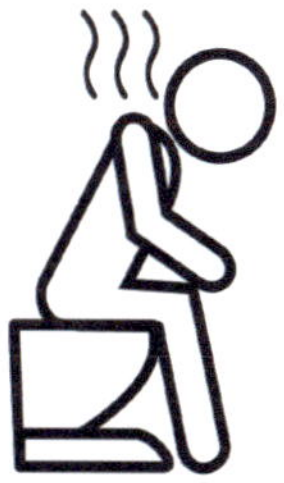

¿Quién debería hacerse un cribado?

El riesgo es la probabilidad de que ocurra un acontecimiento. El riesgo es parte de la vida. Corremos riesgos cuando comemos, viajamos e invertimos dinero. En la vida también hay riesgos de problemas de salud, incluido el cáncer.

Algunas personas son más propensas a desarrollar cáncer colorrectal que otras

Lo que aumenta el riesgo se llama factor de riesgo. Por ejemplo, un factor de riesgo de resfriarse es el contacto estrecho con una persona infectada.

Hay muchos factores de riesgo de cáncer colorrectal. Algunos se pueden cambiar, como los siguientes:

- Comer alimentos altamente procesados
- Fumar
- No hacer ejercicio

Otros factores de riesgo no se pueden cambiar, como los siguientes:

- Su edad
- Sus antecedentes médicos

Si tiene factores de riesgo, no significa que es inevitable que desarrolle cáncer colorrectal. De la misma manera, puede desarrollar cáncer colorrectal incluso si no tiene factores de riesgo conocidos.

Algunos factores de riesgo afectan el momento del cribado del cáncer

No todos los factores de riesgo tienen el mismo efecto. **Consulte la Guía 1** para conocer los niveles de riesgo que se utilizan para personalizar el cribado del cáncer colorrectal para cada persona.

Averigüe cuál es su riesgo de cáncer colorrectal antes de los 40 años para no comenzar el cribado tardíamente. Averigüe su riesgo antes si su familia ha tenido cáncer colorrectal.

Guía 1. Niveles de riesgo de cáncer colorrectal

Riesgo normal	Tiene al menos 45 años de edad y no tiene otros factores de riesgo importantes
Riesgo aumentado	Su familia biológica tiene antecedentes de cáncer colorrectal o de pólipos avanzados previos al cáncer
	Ha tenido cáncer colorrectal o pólipos que aumentan el riesgo de cáncer
	Tiene alguna de estas enfermedades intestinales inflamatorias: • Colitis ulcerosa • Colitis de Crohn
Riesgo alto	Tiene uno de los siguientes síndromes de cáncer hereditario: • Síndrome de Lynch • Síndromes de poliposis, como la poliposis adenomatosa familiar atenuada y clásica

El momento de comenzar el cribado del cáncer colorrectal y el recribado se trata en los siguientes capítulos.

- El capítulo 2 abarca el cribado para las personas con riesgo normal.
- El capítulo 3 trata el cribado cuando hay antecedentes familiares de cáncer colorrectal o pólipos previos al cáncer. También menciona brevemente los síndromes de cáncer hereditarios.
- El capítulo 4 explica el recribado si ha tenido pólipos previos al cáncer o cáncer colorrectal.
- El capítulo 5 explica el proceso de cribado si tiene una enfermedad intestinal inflamatoria.

"

¡El cribado del cáncer colorrectal es MUY importante! El cáncer colorrectal es uno de los pocos cánceres que no solo es altamente tratable cuando se detecta en las etapas iniciales, ¡sino que se puede prevenir haciéndose un cribado con regularidad! Aunque la preparación para una colonoscopia o el proceso de recolectar una muestra para un cribado en el hogar pueden parecer poco atractivos, como sobreviviente de cáncer de colon de estadio III, ¡les aseguro que son preferibles a los tratamientos del cáncer colorrectal como la radiación y la quimioterapia!

– Ben

¿Qué salva vidas, además del cribado?

El cribado es importante para prevenir el cáncer colorrectal. Hay otras 7 medidas que puede tomar para prevenir el cáncer colorrectal:

1. Tomar aspirinas

Tomar aspirinas todos los días durante al menos 5 a 10 años lo protege de desarrollar cáncer colorrectal. Pregúntele a su profesional sanitario si las aspirinas son adecuadas para usted. El sangrado interno es un riesgo de tomar aspirinas.

2. Comer alimentos saludables

- Coma muchos alimentos vegetales.
- Coma cantidades limitadas de carnes rojas y evite la carne procesada.
- Limite el consumo de alimentos procesados y ultraprocesados.
- No dependa solo de suplementos dietéticos para obtener nutrientes. Obtenga nutrientes de alimentos naturales.

3. Beber poco o nada de alcohol

Beber alcohol de forma excesiva o moderada puede aumentar el riesgo de cáncer colorrectal. La cantidad segura de alcohol depende de la biología de cada persona. El riesgo de cáncer de colon no aumenta con 1 trago por día para las mujeres y 2 tragos por día para los hombres.

4. Moverse más y descansar menos

Se ha vinculado la actividad física habitual con un menor riesgo de cáncer colorrectal.

5. Obtener suficiente vitamina D

Los niveles bajos de vitamina D pueden aumentar el riesgo de cáncer colorrectal. Evite los niveles bajos ingiriendo alimentos con vitamina D. El salmón, el atún, la caballa y las yemas de huevo contienen vitamina D. También puede comer alimentos fortificados con vitamina D y tomar suplementos.

La piel puede producir vitamina D cuando se expone al sol. Se recomienda usar protector solar al salir durante un período largo. Usar protector solar puede limitar la cantidad de vitamina D que produce la piel.

6. Mantener un peso sano

La obesidad es otro factor de riesgo de cáncer colorrectal. El índice de masa corporal (IMC) es una medida de la grasa corporal. Un IMC de 18,5 a 24,9 se considera un peso normal. Controlar su peso, dieta, calorías y niveles de actividad puede ayudarle a cumplir sus metas.

7. Dejar de fumar

Si fuma, ¡deje de hacerlo! Pídales ayuda a sus médicos para dejarlo. Hay terapia para dejar de fumar. Los medicamentos pueden ayudar a detener el deseo compulsivo y los síntomas de abstinencia.

Puntos clave

- El cáncer colorrectal es el cáncer del colon o del recto. Estos dos órganos son parte del sistema digestivo. Ayudan a eliminar las heces del organismo.
- Los pólipos son un crecimiento excesivo del revestimiento interno del colon o del recto. Aunque la mayor parte de los pólipos no se convierten en cáncer, casi todos los cánceres colorrectales comienzan como pólipos.
- El cribado del cáncer colorrectal salva vidas. Previene el cáncer al encontrar y eliminar los pólipos antes de que se conviertan en cáncer. También descubre el cáncer en las etapas iniciales, cuando es más probable que haya una cura.
- El riesgo es la probabilidad de que ocurra un acontecimiento. El riesgo de cáncer es parte de la vida de todos.
- Lo que aumenta el riesgo se llama factor de riesgo. Hay muchos factores de riesgo de cáncer colorrectal.
- Algunos factores de riesgo aumentan el riesgo de cáncer colorrectal más que otros. Los factores de riesgo que afectan el momento del cribado del cáncer colorrectal son la edad y la salud. El riesgo de cáncer colorrectal se clasifica en riesgo normal, aumentado y alto.
- Tomar aspirinas y tener un estilo de vida saludable puede ayudar a prevenir el cáncer colorrectal, además del cribado del cáncer.

El cáncer no esperará y usted tampoco debería

Durante la pandemia de COVID-19, la cantidad de personas que se hacen un cribado del cáncer recomendados ha disminuido. Los cribados perdidos pueden llevar a diagnósticos tardíos y a oportunidades para una cura perdidas.

No espere ni descuide la atención sanitaria de rutina. Cuídese a usted mismo haciéndose cribados del cáncer de rutina. Hable con su médico sobre cuándo y con qué frecuencia hacerse el cribado.

Puede encontrar más información sobre el mensaje de la NCCN "El cáncer no esperará y usted tampoco debería" en NCCN.org/resume-screening.

2

Riesgo normal de cáncer colorrectal

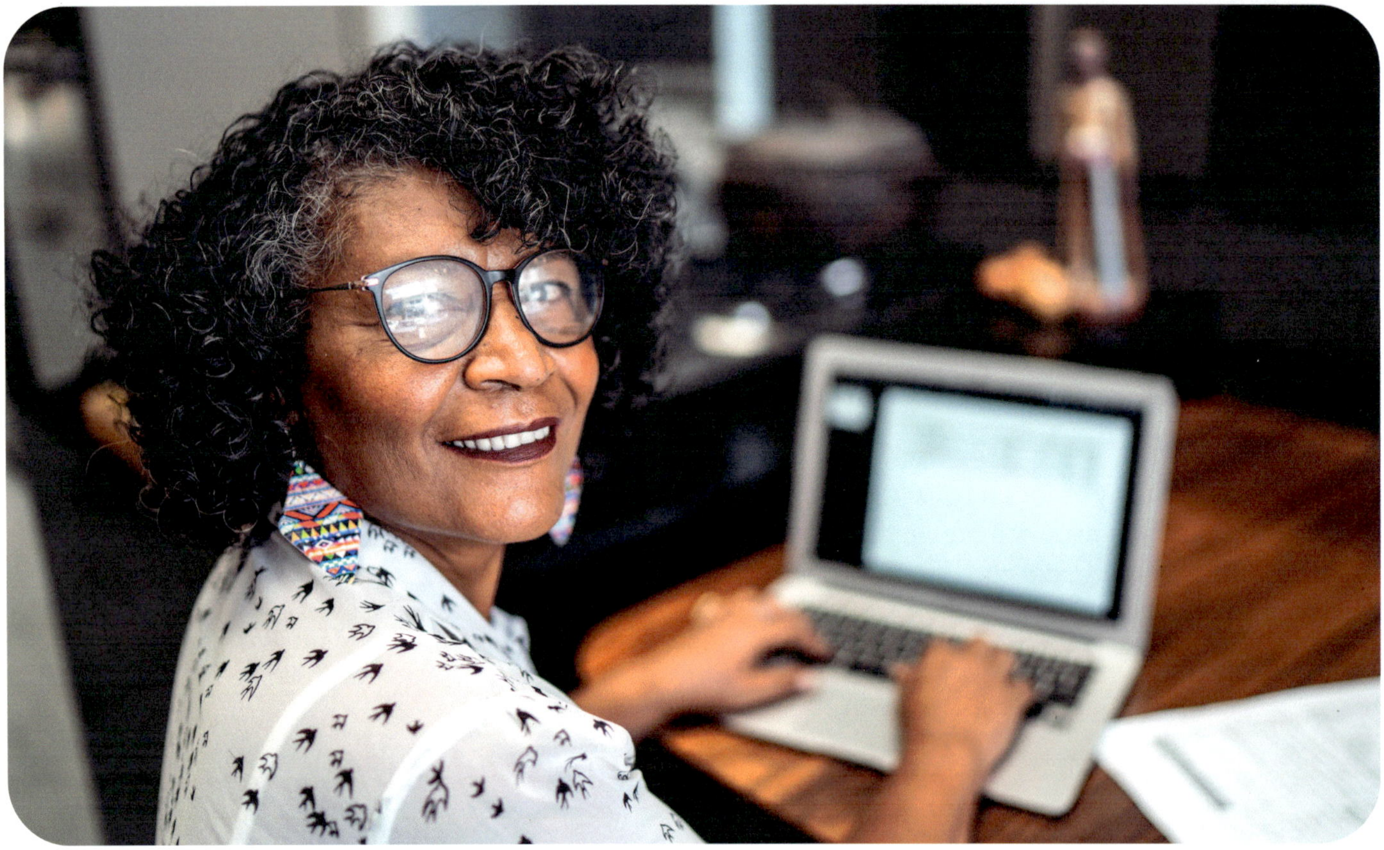

La mayoría de las personas en riesgo de cáncer colorrectal tienen un riesgo normal. El riesgo normal se basa en la edad y la ausencia de otros factores de riesgo importantes.

El cribado empieza a los 45 años

Durante años, las personas con un riesgo normal comenzaron el cribado del cáncer colorrectal a los 50 años, pero el cáncer colorrectal está aumentando en las personas menores de 50 años. Ahora, las personas con riesgo normal empiezan el cribado a los 45 años.

El riesgo de cáncer colorrectal es diferente para cada etnia y raza. En los Estados Unidos, los índices más altos de cáncer colorrectal ocurren en personas de raza negra. Las personas de raza negra deben comenzar el cribado para el cáncer colorrectal a los 45 años o antes, si hay antecedentes de cáncer colorrectal en la familia.

Algunas personas menores de 45 años desarrollan cáncer colorrectal. Algunas tienen un riesgo aumentado o alto de cáncer colorrectal, pero otros no tienen factores de riesgo importantes. Hable con su profesional sanitario sobre si debería comenzar el cribado del cáncer antes de los 45 años.

Las personas con buena salud deben someterse al cribado del cáncer colorrectal hasta los 75 años. Si tiene entre 76 y 85 años de edad, el cribado del cáncer es una decisión personal que debe tomar después de hablar con su profesional sanitario. Pregunte sobre los pros y los contras del cribado teniendo en cuenta su salud. El cribado del cáncer colorrectal no es necesario si usted es mayor de 85 años.

De 45 a 75 años	De 76 a 85 años	A partir de los 86 años
Hágase un cribado (a menos que tenga una enfermedad potencialmente mortal).	**El cribado es una decisión personal. Conozca cuáles son los pros y los contras para usted.**	**El cribado no es necesario.**

Hay opciones de cribado

Las personas con un riesgo normal de cáncer colorrectal tienen varias opciones de cribado. El mejor cribado es al que usted se somete. Cualquier cribado es mejor que ninguno. Pregunte a su médico sobre los pros y los contras de cada opción de cribado.

Pruebas visuales

Las pruebas visuales utilizan dispositivos médicos que permiten que los médicos vean el interior de su cuerpo. Estas son la colonoscopia, la sigmoidoscopia flexible y la colonografía por tomografía computarizada (TC). Se necesita una colonoscopia si hay resultados anormales con la sigmoidoscopia flexible o la colonografía por TC.

Las pruebas visuales requieren que se limpie de heces el intestino. El enema preoperatorio consiste en una dieta líquida y laxantes fuertes. Siga las instrucciones de su médico para el enema antes del cribado. Si el intestino no está lo suficientemente limpio, es posible que deba reprogramar la prueba, repetirla o hacer una prueba diferente.

Una biopsia es un procedimiento que extrae muestras de tejido para pruebas adicionales. Una polipectomía es un tipo de biopsia que extrae pólipos enteros (crecimientos excesivos de la pared intestinal interna). Solo se puede realizar una biopsia durante la colonoscopia y la sigmoidoscopia flexible. Se inserta una herramienta de corte por el endoscopio para extraer el tejido. La mayor parte de los pólipos se pueden extraer con un endoscopio. Rara vez se necesita una cirugía.

Pruebas de heces fecales

Las pruebas de heces fecales son más fáciles que las pruebas visuales. En su hogar, usted recolectará una muestra de sus heces en un recipiente. Luego, enviará la muestra a un

Colonoscopia

La colonoscopia es un procedimiento que permite que los médicos vean dentro del intestino. Estará sedado durante el procedimiento. El médico usará un dispositivo de mano que se llama endoscopio. Los endoscopios diseñados para colonoscopias se llaman colonoscopios. Solo la parte fina con forma de tubo del dispositivo se guía a lo largo del ano y el recto para llegar al colon. El dispositivo cuenta con una luz, una cámara y una herramienta de corte.

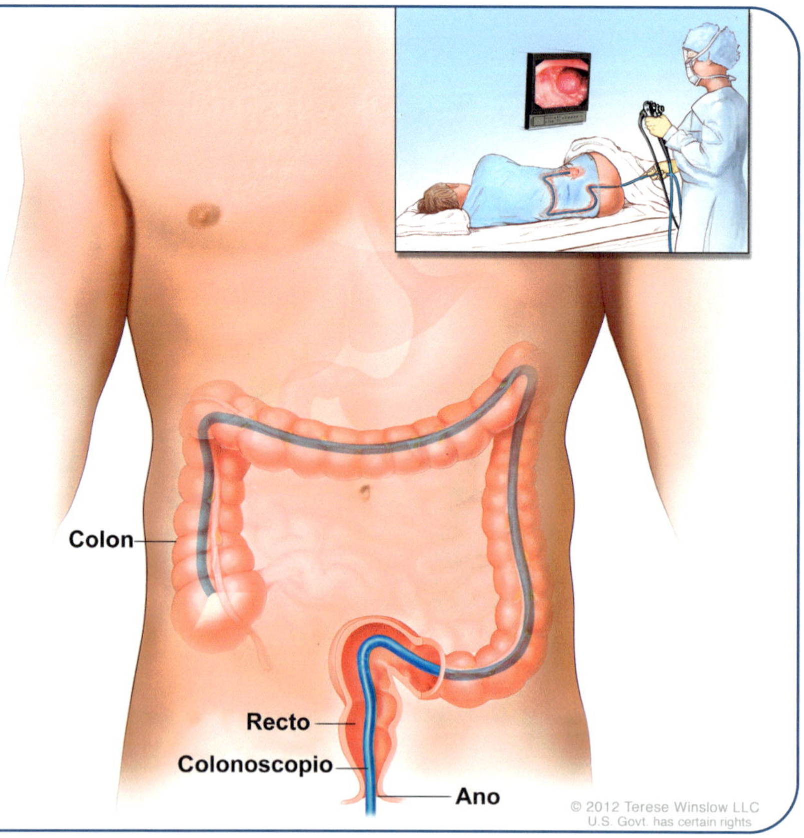

Opciones de cribado para un riesgo normal

Pruebas visuales	Pros	Contras
Colonoscopia Examen del colon y del recto con un dispositivo fino que se inserta cuidadosamente en el ano	• Cribado de un paso: no se requiere ninguna prueba adicional • Intervalos muy largos entre cribados si los resultados son normales	• Se necesita un enema preoperatorio • Se completa fuera del hogar • Se utiliza sedación • Leve riesgo de sangrado, infección y lesiones
Sigmoidoscopia flexible Examen de la última parte del colon con un dispositivo fino que se inserta cuidadosamente en el ano	• Intervalos largos entre cribados si los resultados son normales • No se necesita sedación	• Se necesita un enema preoperatorio • Se completa fuera del hogar • No evalúa todo el colon • Se necesita una colonoscopia si se encuentran pólipos
Colonografía por TC Radiografía del colon	• Intervalos largos entre cribados si los resultados son normales • No se necesita sedación	• Se necesita un enema preoperatorio • Se completa fuera del hogar • Es posible que no detecte pólipos planos • Se necesita un recribado o una colonoscopia si se encuentran pólipos

Pruebas de heces fecales	Pros	Contras
Prueba con base en el ADN en heces multiobjetivo (mt-sADN) Prueba de laboratorio que busca marcadores genéticos del cáncer en las heces **Prueba basada en guayacol de alta sensibilidad y prueba inmunoquímica fecal (PIF)** Pruebas de laboratorio que buscan cantidades pequeñas de sangre en las heces	• Usted recolecta las heces en su hogar • No se necesita un enema • Sin riesgos físicos	• Se necesita una colonoscopia si los resultados son anormales • Menos preciso que las pruebas visuales • Cribados frecuentes, incluso si los resultados son normales

laboratorio para las pruebas. Las pruebas de heces fecales incluyen la prueba inmunoquímica fecal (PIF), la prueba de sangre oculta en heces de alta sensibilidad y la prueba con base en el ADN en heces multiobjetivo (mt-sADN).

Aunque son más fáciles, las pruebas de heces fecales no son tan buenas como las pruebas visuales para encontrar los pólipos que se convierten en cáncer. Además, el cribado es un proceso de dos pasos si los resultados de las pruebas de heces fecales son anormales. El segundo paso es recibir una colonoscopia dentro de 6 a 10 meses de la prueba de heces fecales. No se necesitan pruebas adicionales si los resultados de la colonoscopia después de la PIF o la mt-sADN son normales.

El próximo cribado puede ser en 10 años

Cuando los resultados del cribado son normales, el siguiente cribado puede hacerse con cualquier método. El intervalo de tiempo entre cribados varía según el método del cribado previo. **Consulte la Guía 2** para conocer los intervalos de cribado para el riesgo normal.

El recribado con la colonoscopia tiene el intervalo más largo: 10 años. El recribado con la sigmoidoscopia flexible puede hacerse en 10 años si se hace la prueba de heces PIF cada año.

El intervalo después de la prueba visual puede ajustarse según la calidad del cribado previo. Puede ser necesario un intervalo de 1 año si su intestino no estaba lo suficientemente limpio o el procedimiento no se completó.

Si desarrolla pólipos previos al cáncer o cáncer colorrectal, lea el capítulo 4 para conocer los siguientes pasos.

Guía 2. Recribado basado en el riesgo normal

Opciones de cribado	Intervalo hasta el recribado si los resultados previos son normales
Colonoscopia	Recribado en 10 años
Sigmoidoscopia flexible	Recribado en 5 a 10 años
Colonografía por TC	Recribado en 5 años
Prueba con base en el ADN en heces multiobjetivo	Recribado en 3 años
Prueba basada en guayacol de alta sensibilidad	Recribado en 1 año
Prueba inmunoquímica fecal	Recribado en 1 año

Puntos clave

- Las personas con un riesgo normal de cáncer colorrectal empiezan el cribado a los 45 años. No debe tener ningún otro factor de riesgo importante.
- Puede elegir qué tipo de cribado recibirá.
- La mejor prueba de cribado es la que usted recibe. Hable sobre los pros y los contras de cada método de cribado con su profesional sanitario para poder hacer una elección informada.
- El intervalo de tiempo hasta el siguiente cribado varía según el método del cribado previo. No se necesita un cribado durante otros 10 años si obtiene resultados normales con una colonoscopia. El recribado después de las pruebas de heces varía entre 1 y 3 años.

¡Queremos sus comentarios!

Nuestro objetivo es brindar información sobre el cáncer útil y fácil de entender.

Complete nuestra encuesta para contarnos lo que hicimos bien y lo que podríamos mejorar:

NCCN.org/patients/feedback

El cáncer colorrectal siempre se ha considerado una «enfermedad de ancianos». Ahora, se ha demostrado con estudios que una persona nacida en 1990 o después tiene una probabilidad de 2 a 4 veces mayor de desarrollar cáncer colorrectal en comparación con una persona nacida en 1950. Por esto, es muy importante hacerse un cribado a los 45 años.

– Lara, sobreviviente de cáncer de recto

3
Antecedentes familiares

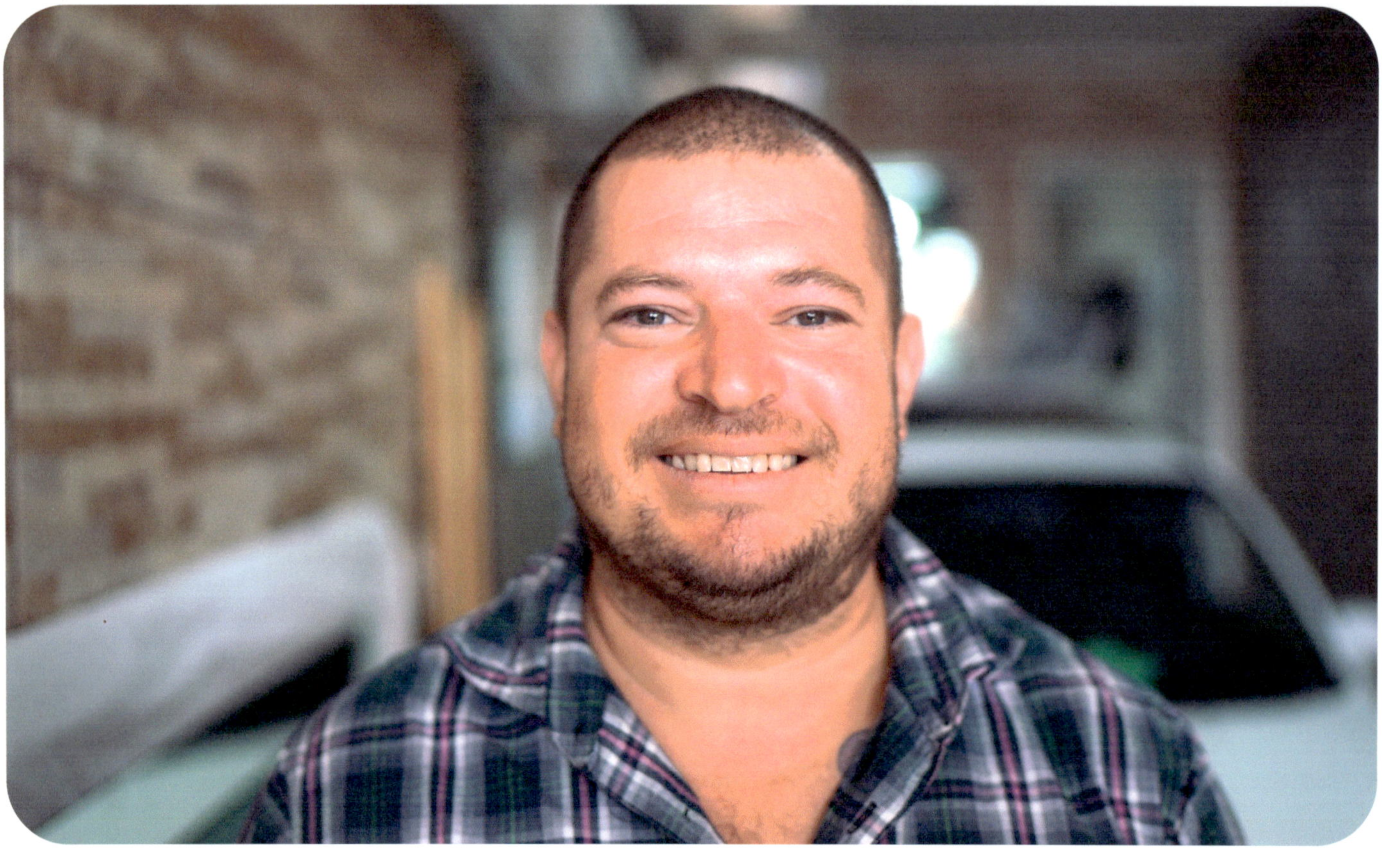

El cáncer colorrectal no es hereditario en la mayoría de las familias. Aproximadamente 1 de 3 personas con cáncer colorrectal tienen un pariente que también lo tuvo. Los antecedentes familiares elevan el riesgo, pero eso no significa que es inevitable que desarrolle cáncer colorrectal.

Antecedentes con riesgo alto

En algunas familias, muchos parientes biológicos tienen cáncer colorrectal. Cuando el cáncer ocurre en parientes más jóvenes o en muchos parientes lejanos, es posible que sea debido a un síndrome de cáncer hereditario.

Los síndromes de cáncer hereditarios son la consecuencia de un gen anómalo que se hereda de un padre biológico a su hijo. Son poco frecuentes.

El profesional sanitario puede sospechar que usted tiene un síndrome de cáncer hereditario. Si es así, lo derivarán a un experto en genética. Estos expertos diagnostican y planifican el manejo de los síndromes de cáncer hereditarios.

Hay varios tipos de síndromes de cáncer hereditarios que ponen a las personas en riesgo de cáncer colorrectal:

- El síndrome de Lynch ocurre a causa de un error heredado (mutación) en los genes de reparación de los errores de emparejamiento (MMR). A veces, el síndrome de Lynch se conoce con el nombre de cáncer colorrectal hereditario no polipósico (CCHNP), pero no son exactamente iguales.
- Los síndromes de poliposis son un grupo de síndromes de cáncer que causan pólipos colorrectales múltiples. El más frecuente es la poliposis adenomatosa familiar (PAF).

Conozca sus antecedentes familiares

Los antecedentes familiares son uno de los factores de riesgo más importantes para el cáncer colorrectal. Prepárese para darle la siguiente información a su profesional sanitario:

- El tipo de cáncer, si lo hay, de los parientes biológicos
- Sus edades en el momento del diagnóstico de cáncer
- Sus edades actuales o en el momento de su muerte
- Afecciones médicas heredadas y anomalías congénitas en su familia

"

Mi prueba genética, que identificó que tengo una mutación en el gen MSH2 (síndrome de Lynch), me ayudó a tomar decisiones sobre el tratamiento futuro y a entender mi futuro riesgo de otros cánceres. Esto me dio una oportunidad para ser proactiva con respecto a mi propia atención sanitaria.

– Wenora, tres veces sobreviviente de cáncer

Parientes biológicos

Los parientes biológicos son los familiares que están emparentados con usted por nacimiento. Los antecedentes médicos de sus parientes biológicos son importantes para decidir su riesgo de cáncer colorrectal. Usted comparte cerca de la mitad (el 50%) de sus genes con los parientes de primer grado. Comparte un cuarto (el 25%) de sus genes con los parientes de segundo grado. Usted y sus parientes de tercer grado comparten el 12,5% de los genes.

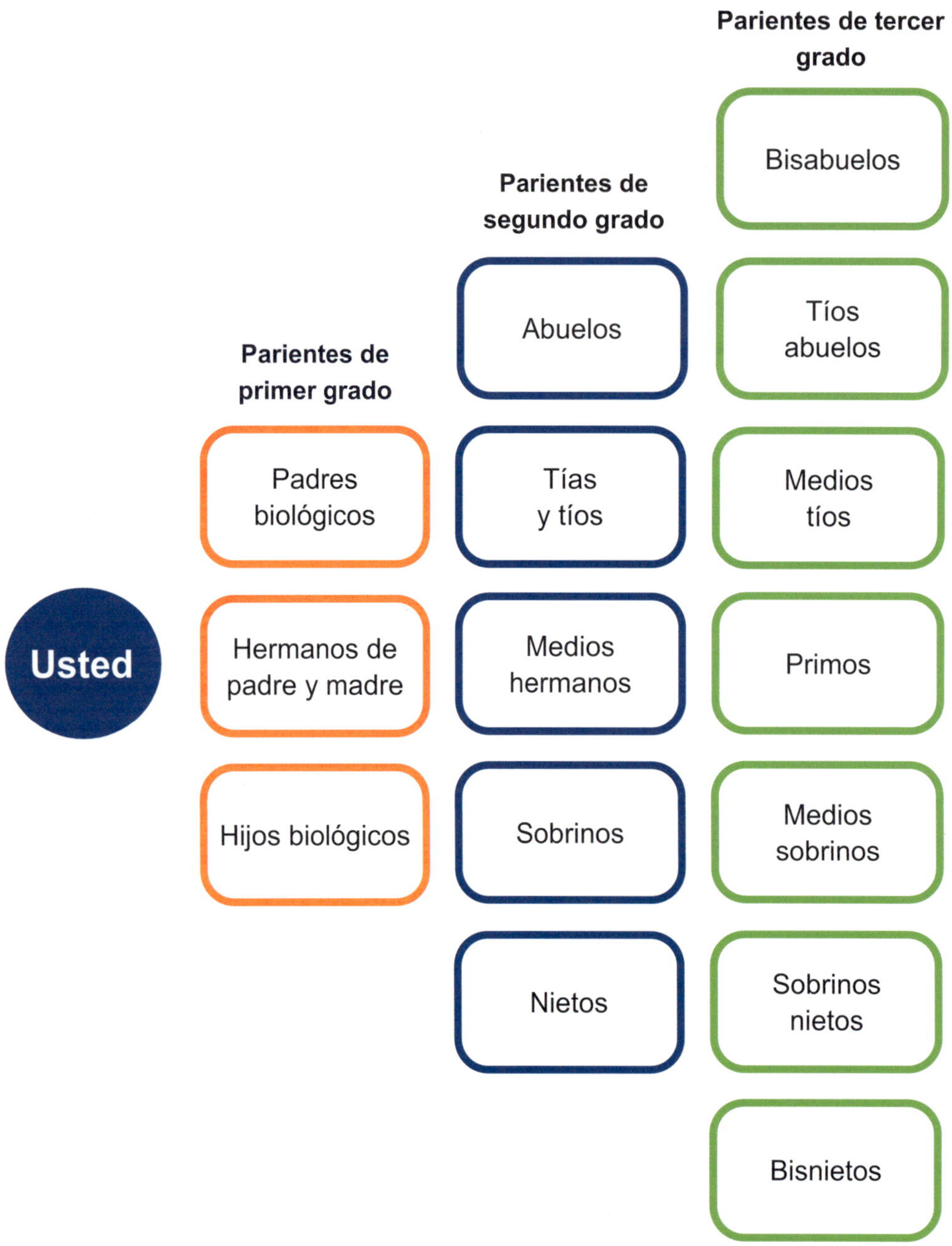

Antecedentes con riesgo aumentado

La mayoría de las familias con antecedentes de cáncer colorrectal no tienen un síndrome de cáncer hereditario. En estas familias, la causa del cáncer no está clara. Las causas del cáncer pueden ser los genes compartidos, las experiencias compartidas o ambos.

Antecedentes familiares de cáncer colorrectal

Usted tiene un riesgo aumentado de cáncer colorrectal si un pariente biológico ha tenido cáncer colorrectal. Es probable que sea una causa genética si muchos parientes han tenido cáncer colorrectal. También es más probable si su cáncer ocurrió antes de los 45 años de edad.

Antecedentes familiares de adenomas

Su riesgo aumenta si un pariente de primer grado ha tenido un adenoma avanzado. El adenoma es un tipo frecuente de pólipo.

Un adenoma avanzado tiene una o más de las estas tres características:

- Displasia de grado alto: la displasia es un patrón de crecimiento celular anormal. La displasia de grado alto consiste en células con una alta probabilidad de convertirse en cáncer.
- Gran tamaño: un adenoma es grande si su tamaño es de 1 centímetro o mayor.
- Histología vellosa o tubulovellosa: los adenomas tubulares son los más frecuentes, pero los adenomas vellosos y tubulovellosos tienen una mayor probabilidad de convertirse en cáncer. Los adenomas serrados tradicionales (AST) tienen un patrón de crecimiento velloso.

Antecedentes familiares de pólipos serrados sésiles

Su riesgo aumenta si un pariente de primer grado ha tenido un pólipo serrado sésil (PSS). El PSS es uno de los varios tipos de pólipos que tienen un patrón celular dentado (serrado). Al igual que los

Patrones de crecimiento de los adenomas

Los adenomas tienen 3 patrones de crecimiento. En los adenomas tubulares, las glándulas tienen una forma redondeada (izquierda). Los adenomas vellosos tienen glándulas largas (centro). Los adenomas tubulovellosos tienen una mezcla de ambas glándulas (derecha).

Tubular: https://commons.wikimedia.org/wiki/File:Tubular_adenoma_2_intermed_mag.jpg
Adenoma velloso: https://commons.wikimedia.org/wiki/File:Villous_adenoma1.jpg
Adenoma tubulovelloso: https://commons.wikimedia.org/wiki/File:Tubulovillous_adenoma.jpg

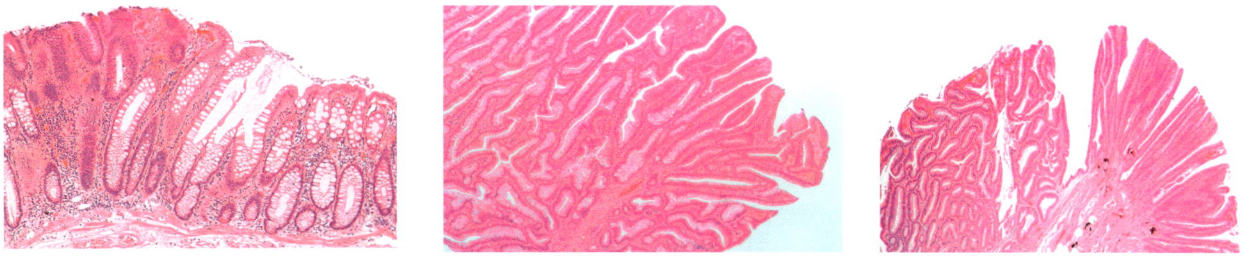

adenomas, los PSS tienen un riesgo aumentado de cáncer. Un PSS avanzado tiene una o ambas de las estas dos características:

- Displasia: un PSS puede tener un bolsillo (foco) de displasia. Estos pólipos se denominan pólipos serrados sésiles con displasia (PSS-d).
- Gran tamaño: un PSS es grande si su tamaño es de 1 centímetro o mayor.

Cribado para el riesgo aumentado

En comparación con el cribado para el riesgo normal, el cribado basado en antecedentes familiares suele empezar antes y es más frecuente. **Consulte la Guía 3** para conocer sobre el cribado basado en antecedentes familiares.

El horario del cribado puede personalizarse para usted. Si no hubo problemas en 2 o más cribados previos, se puede alargar el intervalo entre cribados. Otros factores que pueden alterar el cribado son su edad y la cantidad y edades de los parientes afectados.

Si desarrolla pólipos previos al cáncer o cáncer colorrectal, lea el capítulo 4 para conocer los siguientes pasos.

Puede ayudar a su familia al decirles los resultados de su prueba. Es posible que su médico pueda proporcionar los resultados de las pruebas o una carta que usted pueda compartir. Cuando sus familiares conocen sus antecedentes, pueden tomar decisiones informadas por sí mismos.

Puntos clave

- El síndrome de Lynch y los síndromes de poliposis son afecciones hereditarias muy poco frecuentes. Son afecciones de alto riesgo para el cáncer colorrectal.
- El cribado del cáncer colorrectal comienza con mayor frecuencia antes de los 40 años si su familia tiene cáncer colorrectal o pólipos previos al cáncer, pero ningún síndrome de cáncer hereditario. Puede hacerse el recribado luego de 5 años incluso si no se encuentra ningún pólipo.
- Como los antecedentes familiares afectan el momento del cribado del cáncer, cuénteles a sus familiares acerca de los resultados de su cribado. Así, ellos podrán tomar decisiones informadas por sí mismos.

Demuestre que se preocupa y comparta el resultado de su prueba con su familia.

Guía 3. Cribado según los antecedentes familiares

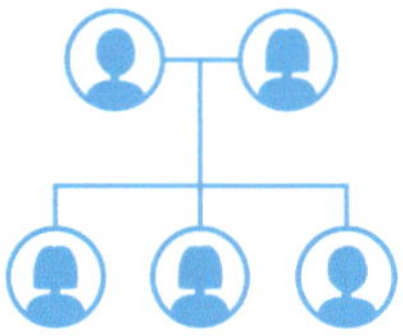 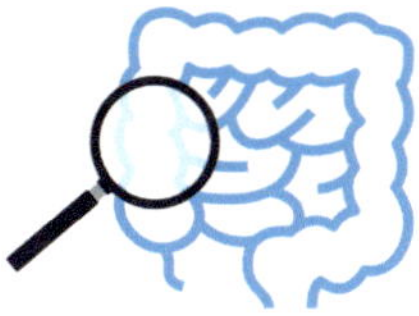 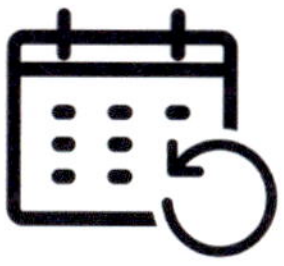

Sus antecedentes familiares	Comience el cribado con una colonoscopia en el primero de dos momentos		Intervalo hasta el recribado si los resultados previos son normales
Uno o más de sus parientes de primer grado han tenido cáncer colorrectal	A los 40 años o	10 años antes del primer diagnóstico de sus parientes	Recribado cada 5 años
Uno o más de sus parientes de segundo y tercer grado han tenido cáncer colorrectal	A los 45 años o	antes de los 45 años si el cáncer de un pariente tuvo una aparición temprana	Recribado cada 10 años
Uno o más de sus parientes de primer grado ha tenido un adenoma avanzado o un pólipo serrado sésil avanzado	A los 40 años o	a la misma edad de su pariente cuando recibió el diagnóstico	Recribado cada 5 a 10 años

Pólipos serrados

Los pólipos serrados tienen un patrón celular dentado. Hay 3 tipos principales de pólipos serrados. Los pólipos hiperplásicos son serrados y en su mayor parte no presentan un riesgo de cáncer. Los pólipos serrados sésiles pueden convertirse en cáncer (imagen). Los adenomas serrados tradicionales son poco frecuentes y pueden convertirse en cáncer.

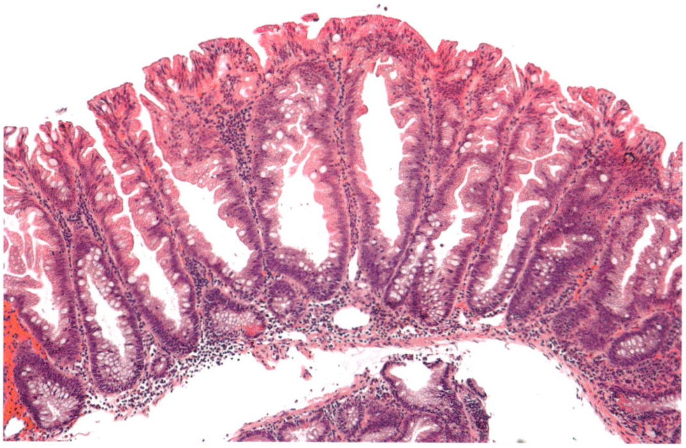

Serrado: https://commons.wikimedia.org/wiki/File:Sessile_serrated_adenoma_2_intermed_mag.jpg

4

Cáncer y pólipos colorrectales

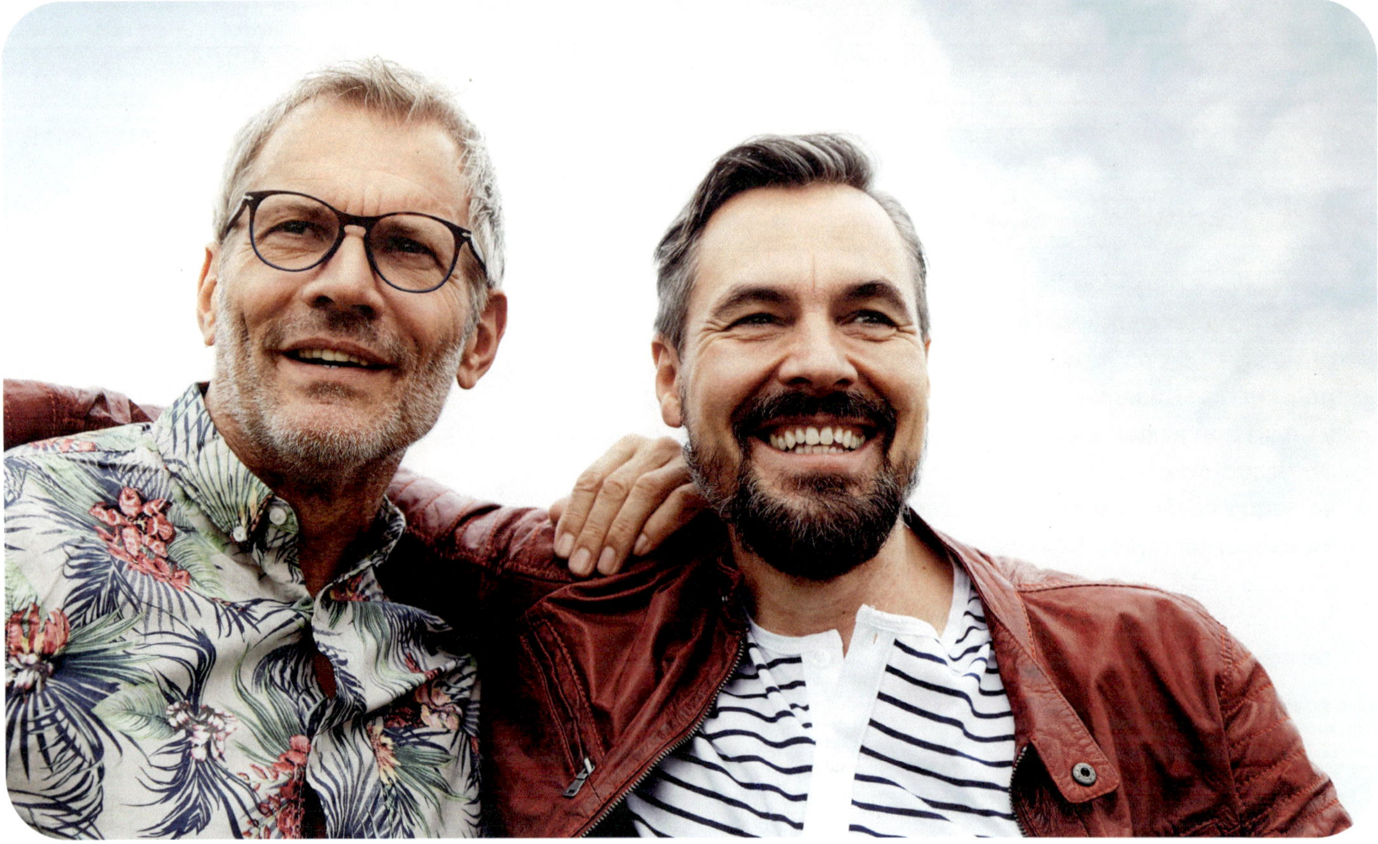

Un pólipo colorrectal es un crecimiento excesivo del revestimiento interno del intestino grueso. Los pólipos extraídos se envían a un patólogo para su estudio. Los siguientes pasos de atención se basan en lo que su médico vio durante la colonoscopia y los resultados patológicos.

Pólipos que aumentan el riesgo

La mayor parte de los pólipos no se convierten en cáncer, pero el riesgo de cáncer aumenta si ha tenido uno o más de estos tres pólipos:

Adenoma

Un adenoma también se conoce como pólipo adenomatoso, pólipo tradicional y pólipo convencional. Es el tipo de pólipo colorrectal más frecuente. Es un crecimiento excesivo de células similares a glándulas que producen moco.

Algunos adenomas son más propensos a convertirse en cáncer que otros. Se llaman adenomas «avanzados». Un adenoma avanzado tiene una o más de las estas tres características:

- Displasia de grado alto: la displasia de alto grado consta de células con una alta probabilidad de convertirse en cáncer.
- Gran tamaño: un adenoma es grande si su tamaño es de 1 centímetro o mayor.
- Histología vellosa o tubulovellosa: los adenomas tienen 3 tipos de patrones de crecimiento, que son el tubular, el velloso y el tubulovelloso. El patrón tubular es el más frecuente, pero los adenomas vellosos y tubulovellosos tienen una mayor probabilidad de convertirse en cáncer.

Pólipo serrado sésil

Un pólipo serrado sésil (PSS) se eleva por sobre la pared colorrectal y tiene un patrón celular dentado. Los PSS avanzados tienen un riesgo aumentado de convertirse en cáncer. Un PSS avanzado tiene una o ambas de las estas dos características:

- Displasia: un PSS puede tener un bolsillo (foco) de displasia. Estos pólipos se denominan pólipos serrados sésiles con displasia (PSS-d).
- Gran tamaño: un PSS es grande si su tamaño es de 1 centímetro o mayor.

Adenoma serrado tradicional

Los adenomas serrados tradicionales (AST) son poco frecuentes. Tienen un patrón de crecimiento velloso y un patrón celular dentado. Pueden desarrollar displasia. Si ha tenido un *AST*, es probable que desarrolle otro pólipo con un riesgo alto de convertirse en cáncer.

"

Todos estamos muy ocupados con nuestra vida personal y profesional. Sin embargo, el cribado del cáncer colorrectal es fácil y rápido y, si se completa a tiempo, puede marcar la diferencia entre la vida y la muerte.

– Evan, sobreviviente de cáncer de recto

Pólipos encontrados con la colonoscopia

Hay características determinadas de los pólipos previos al cáncer que indican un riesgo aumentado de cáncer colorrectal. Algunas características, como el tamaño y la forma de un pólipo, se pueden ver durante una colonoscopia. Otras características se ven con un microscopio.

Forma

Los pólipos que no tienen un pedículo son más difíciles de extraer y tienen más probabilidades de convertirse en cáncer.

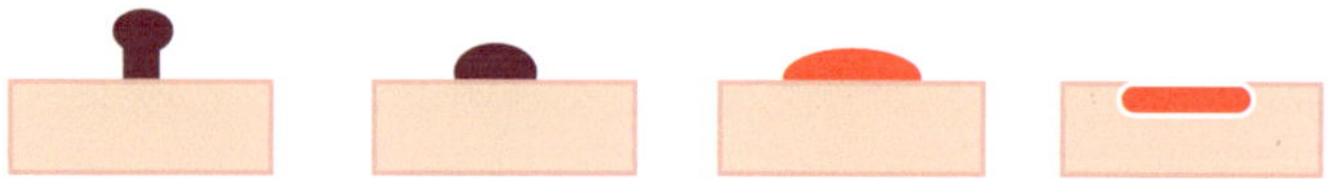

Pediculado | Sésil | Plano | Hundido

Tipo

No todos los pólipos tienen riesgo de cáncer. Los pólipos que pueden convertirse en cáncer son los adenomas (izquierda) y los pólipos serrados (derecha).

Fuente de las fotografías: Adenoma velloso: commons.wikimedia.org/wiki/File:Villous_adenoma1.jpg (izquierda). Pólipo serrado: commons.wikimedia.org/wiki/File:Sessile_serrated_adenoma_2_intermed_mag.jpg (derecha).

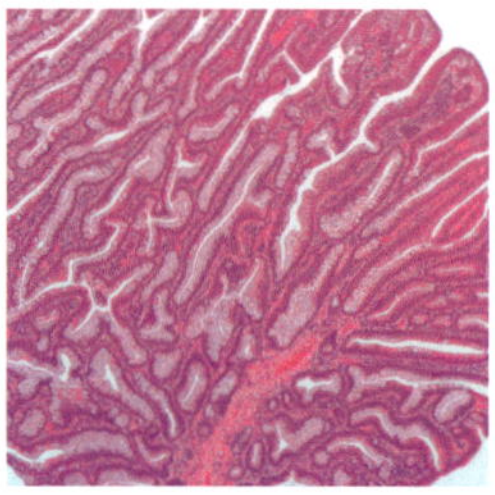

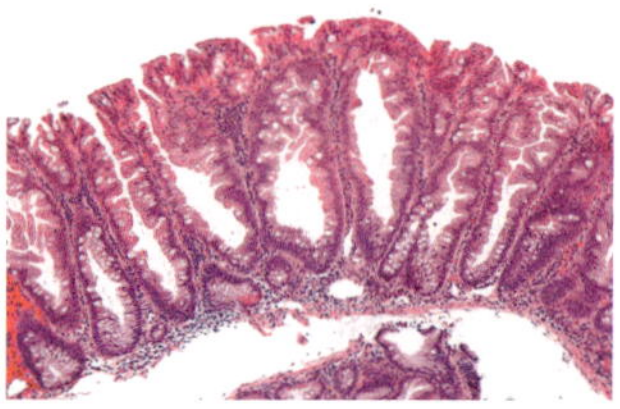

Tamaño

Hay un riesgo alto de cáncer si los pólipos tienen un tamaño de 1 centímetro o mayor.

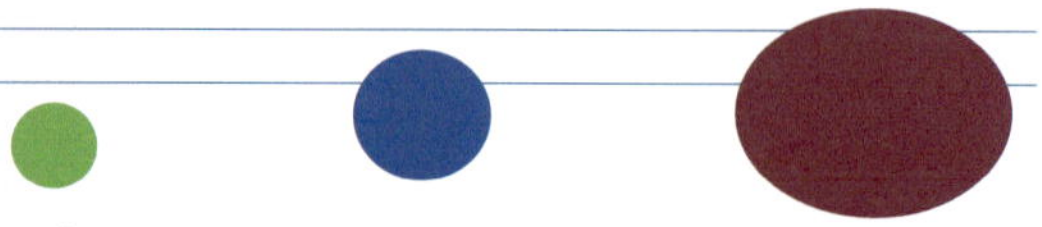

½ centímetro
Guisante

1 centímetro
Arándano

2 centímetros
Uva

Número

Hay un riesgo alto de cáncer si hay 3 o más pólipos.

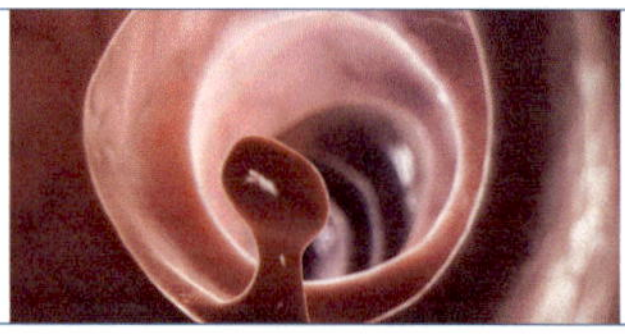

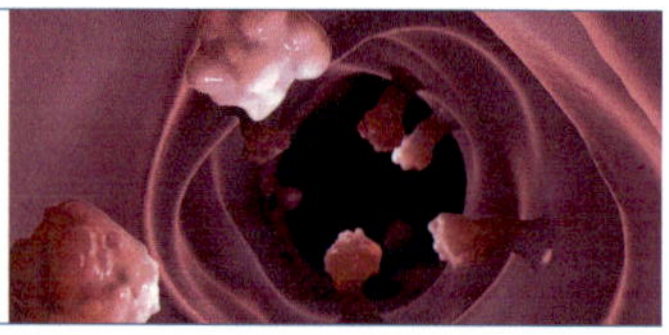

Ubicación

Los pólipos del colon ascendente tienen un mayor riesgo de cáncer (izquierda). Es posible que los pólipos hiperplásicos pequeños en el colon proximal necesiten más pruebas (derecha).

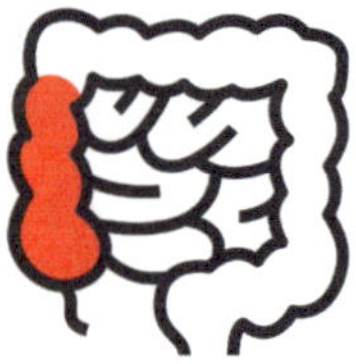

Ascendente

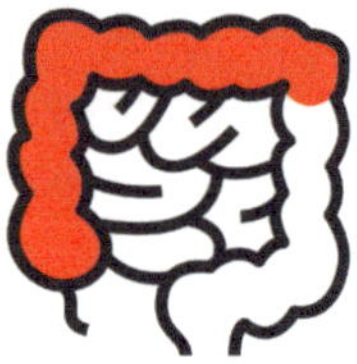

Proximal

Displasia

La displasia es un patrón de crecimiento anormal. La displasia de grado alto tiene una apariencia más anormal que la displasia de grado bajo.

Fuente de las fotografías: Colon normal: commons.wikimedia.org/wiki/File:Colon,_intermed._mag.jpg (izquierda). Displasia de grado bajo: commons.wikimedia.org/wiki/File:Tubular_adenoma_-_colon,_intermed._mag.jpg (centro). Displasia de grado alto: commons.wikimedia.org/wiki/File:Colon_adenoma_with_high-grade_dysplasia,_intermed._mag.jpg (derecha).

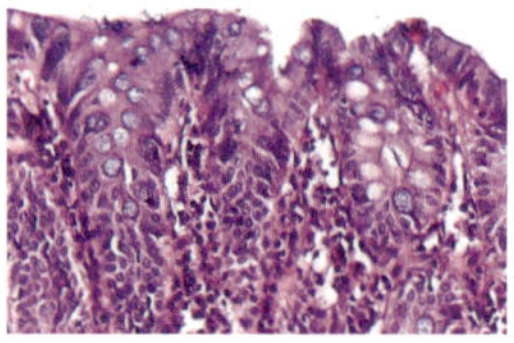

Colon normal

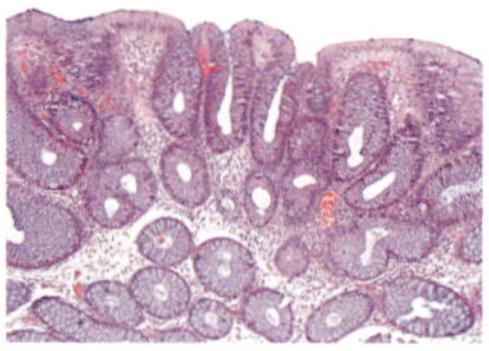

Displasia de grado bajo

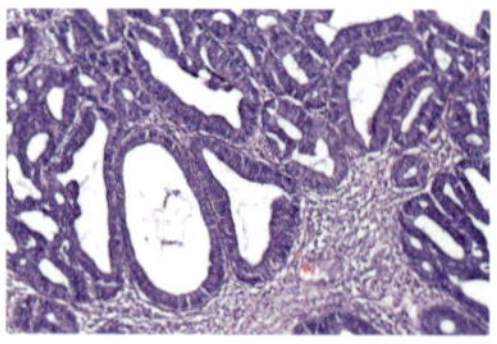

Displasia de grado alto

Guía 4. Recribado luego de la extracción de pólipos pequeños previos al cáncer

Cantidad y tipo de pólipo que se extrajo	Intervalo hasta el recribado con colonoscopia	Si los resultados del recribado son normales, se extiende el intervalo hasta el siguiente cribado
1 o 2 adenomas	De 7 a 10 años	10 años
1 o 2 pólipos serrados sésiles	5 años	10 años
Adenoma serrado tradicional	3 años	5 años
1 o 2 adenomas avanzados (displasia de grado alto, histología vellosa o tubulovellosa)	3 años	5 años
1 o 2 pólipos serrados sésiles con displasia	3 años	5 años
De 3 a 10 adenomas o pólipos serrados sésiles	3 años	5 años
11 o más adenomas o pólipos serrados sésiles	De 1 a 3 años	La gran cantidad de pólipos parece indicar que tiene un síndrome de poliposis. Si en las pruebas genéticas se muestra que no es así o no se realizan, hágase un recribado.

Intervalo hasta el recribado

Cuando se encuentran y extraen uno o dos adenomas pequeños, el intervalo hasta el recribado es similar al del riesgo normal. Si creciera otro pólipo, tardaría muchos años para convertirse en cáncer. El riesgo de recidiva de un pólipo es mayor para los pólipos serrados, por lo que el intervalo es menor. **Consulte la Guía 4** para conocer los intervalos de cribado después de que se han encontrado y extraído pólipos pequeños.

Una gran cantidad de pólipos es preocupante. Tener de 3 a 10 pólipos aumenta el riesgo de cáncer, incluso si los pólipos no están avanzados. Tener más de 11 pólipos puede deberse a un síndrome de cáncer hereditario. Su médico debe derivarlo para hacerse pruebas genéticas.

Guía 5. Recribado luego de la extracción de pólipos grandes previos al cáncer

Tipo de pólipo que se extrajo	Intervalo hasta el recribado con colonoscopia	Si los resultados del recribado son normales, se extiende el intervalo hasta el siguiente cribado
Pólipo pediculado	3 años	
Un pólipo sésil, plano o hundido sin características adicionales de interés	De 1 a 3 años	3 años
Un pólipo sésil, plano o hundido: • tiene un riesgo aumentado de recidiva • se extrajo en pedazos	6 meses	1 año; 3 años
Un pólipo sésil, plano o hundido: • tiene factores de riesgo de cáncer invasivo • no se extrajo por completo.	Es posible que lo deriven a un experto en endoscopia de pólipos grandes o a un cirujano	

Los pólipos grandes pueden ser difíciles de extraer y pueden tener otras características que aumentan el riesgo de cáncer colorrectal. En estos casos, el cribado ocurrirá con más frecuencia o se lo derivará a médicos expertos en extraer pólipos grandes. **Consulte la Guía 5** para conocer los intervalos de cribado después de que se han encontrado y extraído pólipos grandes.

En general, los pólipos hiperplásicos no se convierten en cáncer. Los médicos están estudiando si los pólipos hiperplásicos grandes se convierten en cáncer. Los pólipos hiperplásicos son serrados y, si son grandes, pueden tratarse como pólipos serrados sésiles.

Si hay una recidiva, su gastroenterólogo puede extraer el pólipo o derivarlo a otro médico que se especialice en pólipos colorrectales.

Cáncer colorrectal

Aproximadamente 1 de 24 personas en los Estados Unidos desarrollará cáncer colorrectal. Si ha tenido cáncer colorrectal, tiene un riesgo aumentado de un nuevo (segundo) cáncer colorrectal. Este riesgo es no considerar un regreso del primer cáncer, que se llama recidiva. Este riesgo es que un nuevo pólipo se convierta en cáncer con el tiempo.

Para obtener más información sobre la vigilancia del cáncer, consulte las *NCCN Guidelines for Patients: cáncer de colon* o *cáncer de recto* en NCCN.org/patientguidelines. Estas pautas también abarcan la prueba de biomarcadores de la inestabilidad microsatelital (IMS) para todas las personas que han tenido cáncer colorrectal. Si las células cancerosas tienen IMS, también debe hacerse la prueba para el síndrome de Lynch. Tener el síndrome de Lynch aumenta el riesgo de cáncer colorrectal.

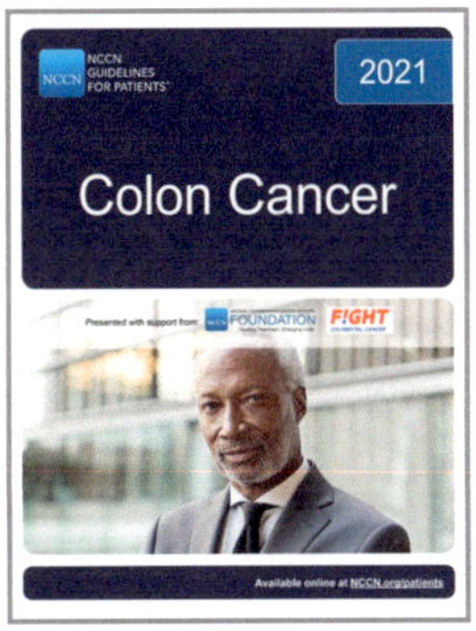

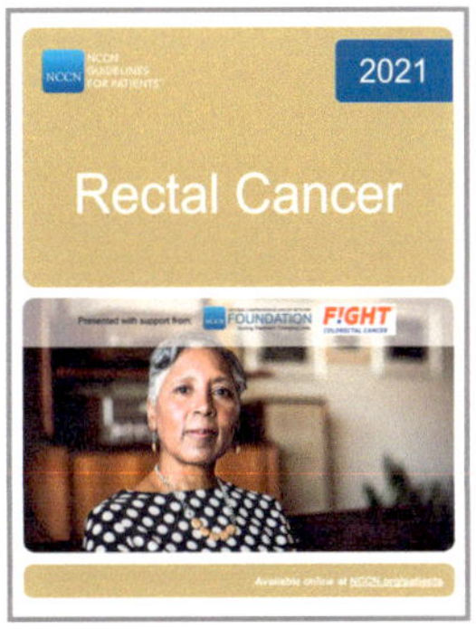

Los científicos han aprendido mucho sobre el cáncer. Como resultado, los tratamientos actuales funcionan mejor que los del pasado. Además, muchas personas con cáncer tienen más de una opción de tratamiento.

¿A quién afecta más?

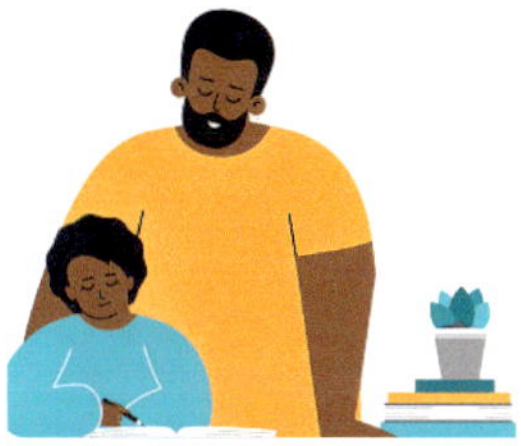

En los Estados Unidos, las personas de raza negra tienen más probabilidades de desarrollar cáncer colorrectal, recibir el diagnóstico a una corta edad y morir a causa del cáncer que cualquier otro grupo racial o étnico.

Además, las personas de raza negra enfrentan muchos obstáculos para hacerse el cribado del cáncer colorrectal.

Puede tomar medidas para hacerse el cribado y reducir el riesgo de cáncer colorrectal:

- ✓ Inicie la conversación pronto. Antes de los 45 años, hable de su riesgo de cáncer colorrectal con su profesional sanitario.
- ✓ Conozca sus antecedentes familiares de cáncer colorrectal, que pueden requerir un cribado más tempranamente.
- ✓ Conozca las opciones aceptables para el cribado del cáncer colorrectal.
- ✓ Comience el cribado a tiempo y respete el horario del cribado de seguimiento.
- ✓ Consuma alimentos que lo protejan del cáncer colorrectal y evite los alimentos poco saludables.

Puntos clave

- Usted tiene un riesgo aumentado de cáncer colorrectal si ha tenido determinados pólipos. Estos son los adenomas y los pólipos serrados sésiles.
- Luego de que se extraigan estos pólipos, el momento del siguiente cribado se basará en varios factores, como la cantidad de pólipos. El momento también se basará en si los pólipos tienen células de apariencia anormal, no se extraen por completo o tienen características de alto riesgo.
- Si ha tenido cáncer colorrectal, tiene un riesgo aumentado de desarrollar un pólipo canceroso nuevo. Siga las recomendaciones de vigilancia de las pautas de tratamiento.

"

Una colonoscopia permitió que los médicos resolvieran mi dolencia misteriosa. Oír las palabras «usted tiene cáncer» le cambia a uno la vida, pero el haber detectado mi cáncer colorrectal de estadio II tempranamente me salvó la vida.

– Heather

5

Enfermedad intestinal inflamatoria

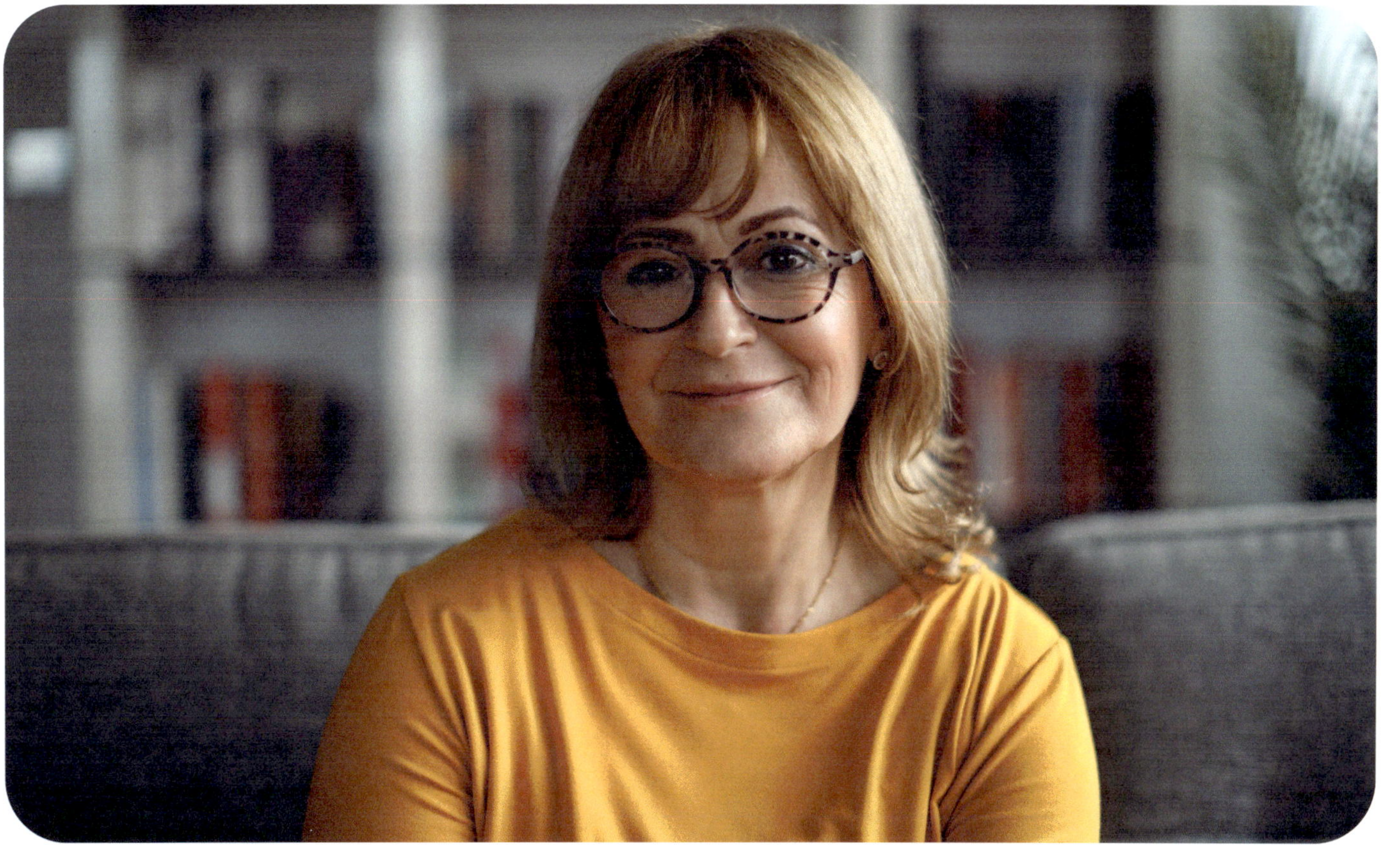

La enfermedad intestinal inflamatoria causa inflamación a largo plazo y daños dentro del tracto digestivo. Dos tipos de esta enfermedad que suelen conducir al cáncer colorrectal son la colitis de Crohn y la colitis ulcerosa.

Inflamación crónica y cáncer

La inflamación es una reacción defensiva del organismo. Ocurre cuando un factor físico altera el sistema inmunitario del cuerpo. Este sistema envía células inmunitarias para atacar el desencadenante físico. El ataque puede causar síntomas, como la hinchazón y el dolor.

La inflamación normal ayuda al organismo a sanar. La inflamación crónica puede causar daños. La inflamación crónica puede causar un crecimiento celular anormal conocido como displasia. Con el tiempo, la displasia puede convertirse en cáncer.

La enfermedad intestinal inflamatoria (EII) es una respuesta anormal del sistema inmunitario a células determinadas de la pared intestinal. La colitis de Crohn es un tipo de enfermedad de Crohn que afecta al colon. La colitis ulcerosa solo ocurre en el colon y el recto.

Tener colitis de Crohn o colitis ulcerosa aumenta el riesgo de cáncer colorrectal. El riesgo aumenta aún más si tiene los siguientes factores de riesgo alto:

- Inflamación del colon de larga duración, activa o intensa.
- Inflamación de una gran parte del colon.
- Displasia en la pared del colon. La displasia de grado alto consiste en células con una alta probabilidad de convertirse en cáncer.
- Una afección médica denominada colangitis esclerosante, que causa la inflamación y la estenosis de las vías biliares.
- Parientes biológicos que han tenido cáncer colorrectal, especialmente si el cáncer ocurrió antes de los 50 años de edad.

Si solo tiene inflamación en el recto, puede seguir el cribado para el riesgo normal. Lea el capítulo 2 para obtener información sobre el cribado.

"

Es importante conocer los síntomas del cáncer colorrectal y conocer nuestro propio cuerpo. No espere ni piense que usted no puede desarrollar cáncer.

– Lara, sobreviviente de cáncer de recto

Inicio del cribado del cáncer

La enfermedad de Crohn y la colitis ulcerosa suelen comenzar antes de los 30 años. Hay un segundo pico de ambas enfermedades a una edad más avanzada.

Comience el cribado del cáncer colorrectal en el primer momento que le corresponda:

- 8 años después de que comiencen los síntomas de la EII
- Antes de 8 años si tiene antecedentes familiares de cáncer colorrectal
- Este año si tiene colangitis esclerosante primaria

Es difícil ver la displasia porque suele estar en una sección de la pared del colon plana y de apariencia normal. Lo ideal es hacer el cribado cuando la EII está inactiva, utilizando los mejores métodos para observar la pared del colon.

El procedimiento de cribado siempre debe ser una colonoscopia. El médico le insertará cuidadosamente un dispositivo fino por el ano hasta el colon mientras usted está sedado. Las tres opciones para la EII son las siguientes:

- La endoscopia de luz blanca de alta definición (HD-WLE) produce más de un millón de puntos coloreados (píxeles) en imágenes del colon. Las imágenes son más nítidas cuanto mayor es la cantidad de píxeles.
- La cromoendoscopia con colorante que utiliza una endoscopia de alta definición aplica una tinción a la pared interna del colon.
- La cromoendoscopia virtual (VCE) que utiliza el diagnóstico por imágenes de banda estrecha no utiliza colorantes, sino que filtra la luz blanca. Este método también se conoce como VCE óptica.

Durante el cribado, se extraerán (para la biopsia) al menos 32 muestras de tejido de cuatro partes del colon. El médico decidirá qué tejido extraer y hará las biopsias con una separación de 10 centímetros entre ellas. Se extraerán más muestras de cualquier zona estrechada (estenosis), bultos en la pared del colon u otras zonas anómalas.

Además, durante la cromoendoscopia, el médico realizará biopsias dirigidas de tejido de apariencia anormal que pueda verse debido al colorante o la iluminación especial.

Intervalo hasta el recribado

Si se detectó una estenosis en su último cribado, debe revisarlo un experto en la EII. Las estenosis del colon pueden tener cáncer subyacente. El siguiente paso de la atención puede ser la colectomía. La colectomía es una cirugía que extrae todo o parte del colon. Si no se realiza una cirugía, necesitará hacerse un recribado en 1 año.

Si no se encontraron pólipos ni displasia, hágase un recribado en 1 año si tiene un riesgo alto de cáncer. Las características de riesgo alto son la inflamación activa, los antecedentes familiares y la colangitis esclerosante primaria. Hágase un recribado en 2 o 3 años si hay un riesgo bajo de cáncer.

Con frecuencia, los pólipos se extraen durante el cribado del cáncer. Es posible que algunos pólipos necesiten extraerse mediante la resección por endoscopia de la mucosa (REM) o la disección por endoscopia de la submucosa (DES). Durante la REM, se eleva al pólipo de la pared del colon y se lo extrae con un círculo de alambre llamado asa de polipectomía. La DES utiliza una herramienta similar a un cuchillo para extraer los pólipos.

Si no se extrajo un pólipo por completo, es posible que lo deriven a un centro especializado en la EII. En el centro, se puede extraer el pólipo con una endoscopia. Si no, usted puede consultar a un cirujano sobre hacerse una colectomía.

Se le hará un recribado para el cáncer colorrectal si todos los pólipos se extrajeron por completo. Los pólipos que se extrajeron en pedazos o tenían displasia de grado alto implican un riesgo muy alto de cáncer. En estos casos, hágase el recribado en 3 a 6 meses. Si tiene factores de riesgo alto para el cáncer colorrectal, hágase el recribado en 1 año. Puede esperar 2 o 3 años si no tiene factores de riesgo alto.

La displasia invisible no se puede ver con un endoscopio. Es posible que se la encuentre en las muestras aleatorias extraídas durante la endoscopia de luz blanca. Un patólogo experto en el sistema digestivo puede ayudar con el diagnóstico. Si se confirma la displasia, debe revisarlo un experto en la EII. Los siguientes pasos de la atención pueden ser una cromoendoscopia, si no se la hizo antes; una cirugía, o cribados más frecuentes.

Consulte la Guía 6 para conocer los intervalos del recribado según la EII.

Guía 6. Recribado basado en la enfermedad intestinal inflamatoria (EII)

Resultados del cribado de la colonoscopia previa	Intervalo hasta el recribado
No se encontraron pólipos ni displasia	• Recribado en 1 año si tiene una estenosis menor que no se trató con cirugía • Recribado en 1 año si tiene factores de riesgo alto • Recribado en 2 o 3 años si no tiene factores de riesgo alto
Se encontró una displasia «invisible» (no se puede ver con un endoscopio)	• Debe revisarlo un experto en la EII • Puede hacerse el recribado con una cromoendoscopia ahora, si no lo hizo antes • Es posible que lo deriven a un cirujano
Se encontraron uno o más pólipos	• Recribado en 3 a 6 meses si se extrajo un pólipo en pedazos • Recribado en 3 a 6 meses si un pólipo tenía displasia de grado alto • Recribado en 1 año si tiene factores de riesgo alto • Recribado en 2 o 3 años si no tiene factores de riesgo alto

Puntos clave

- Las personas con colitis de Crohn y colitis ulcerosa tienen un riesgo aumentado de cáncer colorrectal.
- El momento habitual para comenzar el cribado del cáncer colorrectal es 8 años después de que comiencen los síntomas de la EII. El cribado empieza antes si tiene antecedentes familiares o colangitis esclerosante primaria.
- Puede ser difícil ver la displasia con una colonoscopia clásica, por lo que se utilizan métodos más nuevos para ver mejor.
- Consulte a un experto en la EII si tiene estenosis o displasia invisible o si no se extrajo un pólipo entero. El intervalo hasta el siguiente cribado varía de 3 meses a 3 años, según el riesgo de cáncer.

Recursos

Cáncer colorrectal

Fight Colorectal Cancer
FightColorectalCancer.org

National Cancer Institute (NCI)
cancer.gov/types/colorectal

National Comprehensive Cancer Network (NCCN)

Cáncer de colon
nccn.org/patients/guidelines/content/PDF/colon-patient.pdf

Cáncer de recto
nccn.org/patients/guidelines/content/PDF/rectal-patient.pdf

Cribado del cáncer colorrectal

Fight Colorectal Cancer
fightcolorectalcancer.org/resources/colorectal-cancer-screening

MyPathologyReport
mypathologyreport.ca

National Cancer Institute (NCI)
cancer.gov/types/colorectal/patient/colorectal-screening-pdq

Síndrome de cáncer hereditario

MedlinePlus

Poliposis adenomatosa familiar
medlineplus.gov/genetics/condition/familial-adenomatous-polyposis

Síndrome de Lynch
medlineplus.gov/genetics/condition/lynch-syndrome

Enfermedad intestinal inflamatoria

Cleveland Clinic
my.clevelandclinic.org/health/diseases/15587-inflammatory-bowel-disease-overview

Supervivencia

National Comprehensive Cancer Network (NCCN)

Survivorship Care for Healthy Living
nccn.org/patients/guidelines/content/PDF/survivorship-hl-patient.pdf

Survivorship Care for Cancer-Related Late and Long-Term Effects
nccn.org/patients/guidelines/content/PDF/survivorship-crl-patient.pdf

Palabras para conocer

adenoma
Crecimiento excesivo de células similares a glándulas que producen moco. También se conoce como pólipo adenomatoso, pólipo tradicional y pólipo convencional.

adenoma serrado tradicional (AST)
Crecimiento celular excesivo con un patrón celular dentado.

anemia por deficiencia de hierro
Afección médica en la que la cantidad de glóbulos rojos sanos es baja debido a una deficiencia de hierro.

ano
Abertura por la que las heces salen del organismo.

biopsia
Procedimiento para extraer muestras de tejidos o fluidos para analizar si tienen enfermedades.

CCHNP
cáncer colorrectal hereditario no polipósico

colangitis esclerosante primaria
Afección médica que causa la inflamación y la estenosis de las vías biliares.

colectomía
Cirugía para extraer una parte del colon.

colitis de Crohn
Afección médica que causa hinchazón del colon a largo plazo.

colitis ulcerosa
Afección médica que causa hinchazón del colon o del recto a largo plazo.

colon
Órgano hueco en el que los alimentos pasan de una forma líquida a una sólida.

colonografía por tomografía computarizada (TC)
Radiografía del colon.

colonoscopia
Procedimiento para mirar dentro del colon con un dispositivo que se guía a lo largo del ano.

colonoscopio
Dispositivo que se guía a lo largo del ano para trabajar dentro del colon.

cromoendoscopia con colorante
Procedimiento para mirar dentro del colon que utiliza tinciones y un dispositivo que crea imágenes muy nítidas.

cromoendoscopia virtual (VCE)
Procedimiento para mirar dentro del colon con un dispositivo que filtra la luz y se guía a lo largo del ano. También se la conoce como VCE óptica.

diagnóstico por imágenes
Prueba que toma fotografías (imágenes) del interior del cuerpo.

disección por endoscopia de la submucosa (DES)
Procedimiento que extrae crecimientos con un cuchillo especial que se inserta por una abertura natural.

displasia
Patrón de crecimiento celular anormal.

endoscopia de luz blanca de alta definición (HD-WLE)
Procedimiento para mirar dentro del colon con un dispositivo que crea imágenes muy nítidas y se guía a lo largo del ano.

endoscopio
Dispositivo que se inserta por una abertura natural para trabajar dentro del cuerpo.

Enfermedad de Crohn
Afección médica que causa hinchazón del tracto digestivo a largo plazo.

enfermedad intestinal inflamatoria
Conjunto de afecciones médicas que causan hinchazón del tracto digestivo a largo plazo.

esófago
Órgano con forma de tubo ubicado entre la garganta y el estómago.

estenosis
Estrechamiento anormal de un órgano hueco.

factor de riesgo
Algo que aumenta las probabilidades de un acontecimiento.

gen de reparación de los errores de emparejamiento (MMR)
Instrucciones intracelulares para una proteína que corrige los errores del ADN que ocurren cuando se realizan copias del ADN.

heces
Alimentos no utilizados que son expulsados del organismo. También se las conoce como excremento.

índice de masa corporal (IMC)
Medida de la grasa corporal con base en la altura y el peso.

inestabilidad microsatelital (IMS)
Errores cometidos en pequeñas partes repetidas del ADN durante el proceso de copia debido a un sistema de reparación anormal.

intestino delgado
Órgano que la comida atraviesa después de abandonar el estómago. También se lo llama entrañas. Se divide en 2 partes, el intestino delgado y el grueso.

laxante
Medicamentos utilizados para limpiar el intestino.

linfa
Líquido transparente que contiene glóbulos blancos.

mt-sADN
ADN en heces multiobjetivo

mucosa
La capa más interna de la pared del colon.

PAF
poliposis adenomatosa familiar

parientes biológicos
Personas emparentadas con usted por nacimiento.

patólogo
Experto en analizar las células y los tejidos para encontrar enfermedades.

polipectomía
Procedimiento para extraer un crecimiento celular excesivo.

pólipo
Crecimiento excesivo de la pared interna del tracto digestivo.

pólipo hiperplásico
Crecimiento celular excesivo con un patrón celular dentado.

pólipo hundido
Crecimiento anormal que se encuentra debajo del tejido circundante.

pólipo pediculado
Crecimiento anormal que tiene forma de seta.

pólipo plano
Crecimiento anormal que no sobresale o sobresale levemente por sobre el tejido circundante.

pólipo serrado sésil con displasia (PSS-d)
Crecimiento celular excesivo con una parte superior elevada y redondeada y un patrón de crecimiento dentado.

pólipo serrado sésil (PSS)
Crecimiento celular excesivo con una parte superior elevada y redondeada y un patrón celular dentado. También se lo conoce como adenoma serrado sésil.

pólipo sésil
Crecimiento celular excesivo con una parte superior redondeada y una base ancha.

prueba con base en el ADN en heces multiobjetivo (mt-sADN)
Prueba de laboratorio que busca marcadores genéticos del cáncer colorrectal en las heces.

prueba de sangre oculta en heces de alta sensibilidad
Prueba de laboratorio que busca cantidades pequeñas de sangre en las heces.

prueba inmunoquímica fecal (PIF)
Prueba de laboratorio que busca cantidades pequeñas de sangre en las heces.

recidiva
El regreso de un cáncer después de un período sin cáncer.

recto
Órgano hueco donde se contienen las heces hasta que salen del organismo.

resección por endoscopia de la mucosa (REM)
Procedimiento que extrae crecimientos levantándolos y cortándolos con un círculo de alambre que se inserta por una abertura natural.

SD-WLE
endoscopia de luz blanca de definición estándar

sigmoidoscopia flexible
Procedimiento para mirar dentro de la última parte del colon con un dispositivo que se guía a lo largo del ano.

Síndrome de Lynch
Afección médica hereditaria que aumenta las probabilidades de desarrollar cáncer.

síndromes de poliposis
Conjunto de afecciones médicas hereditarias que causan pólipos colorrectales múltiples.

sistema digestivo
Conjunto de órganos que descompone los alimentos en partes pequeñas para que el organismo los utilice como energía.

vaso linfático
Estructura pequeña con forma de tubo por la que viaja un fluido denominado linfa.

Contribuyentes a la NCCN

Esta guía para el paciente se basa en las NCCN Clinical Practice Guidelines in Oncology (NCCN Guidelines®) para el cribado del cáncer colorrectal, versión 2.2021. Su adaptación, revisión y publicación se realizó con la ayuda de las siguientes personas:

Dorothy A. Shead, MS
Directora principal, Operaciones de Información de Pacientes

Laura J. Hanisch, PsyD
Gerenta del Programa de Información para el Paciente

Susan Kidney
Especialista principal en Diseño Gráfico

Los siguientes miembros del panel de la NCCN participaron del desarrollo de las NCCN Clinical Practice Guidelines in Oncology (NCCN Guidelines®) para el cribado del cáncer colorrectal, versión 2.2021:

Dawn Provenzale, MD, MS/Presidenta
Duke Cancer Institute

*Reid M. Ness, MD, MPH/ Vicepresidente
Vanderbilt-Ingram Cancer Center

Benjamin Abbadessa, MD
UC San Diego Moores Cancer Center

Christopher T. Chen, MD
Stanford Cancer Institute

Gregory Cooper, MD
Case Comprehensive Cancer Center/ University Hospitals Seidman Cancer Center and Cleveland Clinic Taussig Cancer Institute

Dayna S. Early, MD
Siteman Cancer Center en Barnes-Jewish Hospital and Washington University School of Medicine

*Mark Friedman, MD
Moffitt Cancer Center

Francis M. Giardiello, MD, MBA
The Sidney Kimmel Comprehensive Cancer Center en Johns Hopkins

Kathryn Glaser, MA, PhD
Roswell Park Comprehensive Cancer Center

Suryakanth Gurudu, MD
Mayo Clinic Cancer Center

Amy L. Halverson, MD
Robert H. Lurie Comprehensive Cancer Center of Northwestern University

Rachel Issaka, MD, MAS
Fred Hutchinson Cancer Center/ Seattle Cancer Care Alliance

Rishi Jain, MD, MS
Fox Chase Cancer Center

Priyanka Kanth, MD, MS
Huntsman Cancer Institute en la University of Utah

Trilokesh Kidambi, MD
City of Hope National Medical Center

Audrey J. Lazenby, MD
Fred & Pamela Buffett Cancer Center

Xavier Llor, MD, PhD
Yale Cancer Center/ Smilow Cancer Hospital

Lillias Maguire, MD
University of Michigan Rogel Cancer Center

Arnold J. Markowitz, MD
Memorial Sloan Kettering Cancer Center

*Folasade P. May, MD, PhD, MPhil
UCLA Jonsson Comprehensive Cancer Center

Robert J. Mayer, MD
Dana-Farber/Brigham and Women's Cancer Center | Massachusetts General Hospital Cancer Center

Shivan Mehta, MD, MBA, MS
Abramson Cancer Center en la University of Pennsylvania

Caitlin Murphy, PhD
UT Southwestern Simmons Comprehensive Cancer Center

Swati Patel, MD, MS
University of Colorado Cancer Center

*Shajan Peter, MD
O'Neal Comprehensive Cancer Center en UAB

*Laura Porter, MD
Defensa de pacientes

Peter P. Stanich, MD
The Ohio State University Comprehensive Cancer Center - James Cancer Hospital and Solove Research Institute

Jonathan Terdiman, MD
UCSF Helen Diller Family Comprehensive Cancer Center

Jennifer M. Weiss, MD, MS
University of Wisconsin Carbone Cancer Center

Personal de la NCCN

Mallory Campbell, PhD

* Revisaron esta guía para el paciente. Para divulgaciones, visite NCCN.org/disclosures.

NCCN Cancer Centers

Abramson Cancer Center
en la University of Pennsylvania
Philadelphia, Pennsylvania
+1 800.789.7366 • pennmedicine.org/cancer

Fred & Pamela Buffett Cancer Center
Omaha, Nebraska
+1 402.559.5600 • unmc.edu/cancercenter

Case Comprehensive Cancer Center/
University Hospitals Seidman Cancer
Center y Cleveland Clinic Taussig
Cancer Institute
Cleveland, Ohio
+1 800.641.2422 • UH Seidman Cancer Center
uhhospitals.org/services/cancer-services
+1 866.223.8100 • CC Taussig Cancer Institute
my.clevelandclinic.org/departments/cancer
+1 216.844.8797 • Case CCC
case.edu/cancer

City of Hope National Medical Center
Los Angeles, California
+1 800.826.4673 • cityofhope.org

Dana-Farber/Brigham and
Women's Cancer Center |
Massachusetts General Hospital
Cancer Center
Boston, Massachusetts
+1 617.732.5500
youhaveus.org
+ 617.726.5130
massgeneral.org/cancer-center

Duke Cancer Institute
Durham, North Carolina
+1 888.275.3853 • dukecancerinstitute.org

Fox Chase Cancer Center
Philadelphia, Pennsylvania
+1 888.369.2427 • foxchase.org

Huntsman Cancer Institute
en la University of Utah
Salt Lake City, Utah
+1 800.824.2073
huntsmancancer.org

Fred Hutchinson Cancer
Research Center/Seattle
Cancer Care Alliance
Seattle, Washington
+1 206.606.7222 • seattlecca.org
+1 206.667.5000 • fredhutch.org

The Sidney Kimmel Comprehensive
Cancer Center at Johns Hopkins
Baltimore, Maryland
+1 410.955.8964
www.hopkinskimmelcancercenter.org

Robert H. Lurie Comprehensive
Cancer Center de la Northwestern
University
Chicago, Illinois
+1 866.587.4322 • cancer.northwestern.edu

Mayo Clinic Cancer Center
Phoenix/Scottsdale, Arizona
Jacksonville, Florida
Rochester, Minnesota
+1 480.301.8000 • Arizona
+1 904.953.0853 • Florida
+1 507.538.3270 • Minnesota
mayoclinic.org/cancercenter

Memorial Sloan Kettering
Cancer Center
New York, New York
+1 800.525.2225 • mskcc.org

Moffitt Cancer Center
Tampa, Florida
+1 888.663.3488 • moffitt.org

The Ohio State University
Comprehensive Cancer Center -
James Cancer Hospital and
Solove Research Institute
Columbus, Ohio
+1 800.293.5066 • cancer.osu.edu

O'Neal Comprehensive
Cancer Center at UAB
Birmingham, Alabama
+1 800.822.0933 • uab.edu/onealcancercenter

Roswell Park Comprehensive
Cancer Center
Buffalo, New York
+1 877.275.7724 • roswellpark.org

Siteman Cancer Center en Barnes-
Jewish Hospital y Washington
University School of Medicine
St. Louis, Missouri
+1 800.600.3606 • siteman.wustl.edu

St. Jude Children's Research Hospital/
The University of Tennessee
Health Science Center
Memphis, Tennessee
+1 866.278.5833 • stjude.org
+1 901.448.5500 • uthsc.edu

Stanford Cancer Institute
Stanford, California
+1 877.668.7535 • cancer.stanford.edu

UC Davis
Comprehensive Cancer Center
Sacramento, California
+1 916.734.5959 • +1 800.770.9261
health.ucdavis.edu/cancer

UC San Diego Moores Cancer Center
La Jolla, California
+1 858.822.6100 • cancer.ucsd.edu

UCLA Jonsson
Comprehensive Cancer Center
Los Angeles, California
+1 310.825.5268 • cancer.ucla.edu

UCSF Helen Diller Family
Comprehensive Cancer Center
San Francisco, California
+1 800.689.8273 • cancer.ucsf.edu

University of Colorado Cancer Center
Aurora, Colorado
+1 720.848.0300 • coloradocancercenter.org

University of Michigan
Rogel Cancer Center
Ann Arbor, Michigan
+1 800.865.1125 • rogelcancercenter.org

The University of Texas
MD Anderson Cancer Center
Houston, Texas
+1 844.269.5922 • mdanderson.org

University of Wisconsin
Carbone Cancer Center
Madison, Wisconsin
+1 608.265.1700 • uwhealth.org/cancer

UT Southwestern Simmons
Comprehensive Cancer Center
Dallas, Texas
+1 214.648.3111 • utsouthwestern.edu/simmons

Vanderbilt-Ingram Cancer Center
Nashville, Tennessee
+1 877.936.8422 • vicc.org

Yale Cancer Center/
Smilow Cancer Hospital
New Haven, Connecticut
+1 855.4.SMILOW • yalecancercenter.org

Notas

Índice

Made in the USA
Monee, IL
05 November 2026

67380135R00029